Wissenschaftliche Beiträge
aus dem Tectum Verlag

Reihe Soziale Arbeit

Wissenschaftliche Beiträge
aus dem Tectum Verlag

Reihe Soziale Arbeit
Band 2

Yvonne Wegner

Pflegeexperten

Ein Konzept zur Implementierung hochschulisch ausgebildeter Pflegekräfte in der Pflegepraxis

Tectum Verlag

Yvonne Wegner
Pflegeexperten
Ein Konzept zur Implementierung hochschulisch ausgebildeter Pflegekräfte in der Pflegepraxis

Wissenschaftliche Beiträge aus dem Tectum Verlag
Reihe: Soziale Arbeit; Bd. 2

ISBN: 978-3-8288-4335-6
ePDF: 978-3-8288-7283-7
ISSN: 2629-2211

Umschlagabbildung: Pflegeexperten im Gesundheitszentrum Glantal
© Patric Dressel Photographie, Meisenheim

Druck und Bindung: docupoint GmbH, Barleben

Printed in Germany

Besuchen Sie uns im Internet
www.tectum-verlag.de

Bibliografische Informationen der Deutschen Nationalbibliothek
Die Deutsche Nationalbibliothek verzeichnet diese Publikation in der Deutschen Nationalbibliografie; detaillierte bibliografische Angaben sind im Internet über http://dnb.d-nb.de abrufbar.

„Es ist nicht genug, zu wissen, man muß auch anwenden; es ist nicht genug, zu wollen, man muß auch tun."

Johann Wolfgang von Goethe

Vorwort Dr. Gerald Gaß

Wie kann die Versorgungsqualität für die Patienten im Krankenhaus gesteigert werden und wie gelingt es, die Attraktivität des Pflegeberufes zu steigern und damit mehr junge Menschen für die Pflege zu begeistern?

Auf diese Fragen liefert die vorliegende Arbeit wichtige Antworten. Schon lange sind sich Experten einig, dass die internationalen Erfahrungen mit akademisch ausgebildeten Pflegekräften auch für das deutsche Gesundheitswesen genutzt werden sollten. Angesichts des jetzt auch politisch formulierten Paradigmenwechsel für mehr Pflege und für mehr Verantwortung der Pflege ist die Zeit reif, diese Erkenntnisse auch in der Praxis umzusetzen. Während in der Vergangenheit die Gebiete „Pädagogik“ und „Management“ bevorzugte Einsatzfelder akademisch ausgebildete Pflegekräfte waren, drängen diese Experten jetzt auch in die klinische Versorgung. Dies ist ein bedeutender Schritt, um den Pflegeberuf attraktiver zu machen, da er für einen Teil der Pflegekräfte Entwicklungen ermöglicht, die ihnen in der Vergangenheit nicht offen standen. Die Übernahme von spezialisierten Versorgungsaufgaben an der Schnittstelle von Medizin und Pflege trägt darüber hinaus dazu bei, die Versorgungsqualität der Patientinnen und Patienten zu verbessern. Noch immer fehlen erfolgreiche und umsetzungsreife Praxisbeispiele in den deutschen Krankenhäusern. Das in dieser Arbeit beschriebene Projekt zum Einsatz akademisch qualifizierter Pflegekräfte im Gesundheitszentrum Glantal kann deshalb als wegweisend bezeichnet werden.

Dr. Gerald Gaß
Geschäftsführer Landeskrankenhaus (AöR)
Präsident der Deutschen Krankenhausgesellschaft

Vorwort Professor Dr. Olaf Scupin

Es gibt Vorworte zu einem Werk die überflüssig erscheinen. Bei der vorliegenden Veröffentlichung wäre es angenehm, wenn sich ein Vorwort erübrigen würde. Nicht so sehr weil der Inhalt ein hinführendes Wort nicht verdient hätte, sondern eher weil der innovative Ansatz des hier vorliegenden Handlungskonzeptes für akademisch qualifizierte Pflegenden als längst etabliert angesehen werden sollte. Die Autorin befasst sich mit der Entwicklung und Erprobung eines Konzeptes zur Etablierung von hochschulisch qualifiziertem Pflegepersonal als Pflegeexperten. In der vorliegenden Schrift werden unter Pflegeexperten stets diejenigen Pflegenden verstanden, die sich täglich in der direkten PatientInnenversorgung bewähren müssen. Zwangsläufig besteht zwischen der vorliegenden Konzeptentwicklung und der schwierigen Akademisierungsphase der Pflegeberufe in der Bundesrepublik Deutschland ein Zusammenhang. Eine basisakademische professionelle Pflege mit einem berufsqualifizierenden Abschluss ist beileibe welt- und europaweit nichts Neues. Als Teilergebnis der „Münchener Deklaration" wurden u. a. die Beitrittskriterien für das Gesundheitswesen eines Staates, welcher Mitglied der Europäischen Union (EU) werden möchte, festgelegt. Einer der EU-Beitrittskriterien ist ein berufsqualifizierender Abschluss für Pflegekräfte auf Hochschulniveau. Konsequent zu Ende gedacht, wäre die Bundesrepublik Deutschland zur Zeit nicht EU-beitrittsfähig. Es ist schon erstaunlich, dass gerade die bundesdeutsche Pflege angeblich keine basisakademisch qualifizierte Pflege benötigt. Gelten doch gerade die skandinavischen und angloamerikanischen Länder als Vorbild für ein gutes Pflegesystem mit einem gesellschaftlich nachgewiesenen relevanten Output. In diesen Ländern besteht eine hochschulisch qualifizierte Pflegeprofession zum Teil seit den 50er-Jahren des letzten Jahrhunderts. Ebenso ist die internationale Studienlage über die Auswirkungen hochschulisch qualifizierter Pflegender eindeutig und wirkt sich auf viele gesundheitsspezifische Untersuchungsparameter positiv aus. In Deutschland ist die hochschulische Qualifizierung von Pflegenden für die direkte PatientInnenversorgung politisch ausdrücklich gewollt. Diese primärqualifizierenden Studiengänge werden inzwischen flächendeckend angeboten. Mit der Verabschiedung des Pflegeberufereformgesetzes (PflBRefG) im Jahre 2018 wurde die hochschulische Ausbildung explizit festgeschrieben. Der Wissenschaftsrat der Bundesregierung empfahl schon 2012 den Einsatz von 10-20% hochschulisch qualifizierten Pflegenden in der Praxis. Trotz dieser politisch beabsichtigten Akademisierung müssen diese Kolleginnen und Kollegen in der Pflegepraxis fast täglich ihre „Existenz" rechtfertigen und begründen. Dies nicht nur gegenüber anderen Gesundheitsfachberufen als der beruflichen Pflege, vorrangig in den Kliniken, sondern zu allererst innerhalb der eigenen Berufsgruppe.

Inzwischen ist erkennbar, dass das Pflegemanagement in den Gesundheitseinrichtungen nicht oder nur ungenügend auf die Integration dieser Berufs- und Funktionsgruppe vorbereitet ist. Dies kann zum Einen daran liegen, dass die Hochschulabsolventen in der Praxis gar nicht benötigt werden, oder zum Zweiten der Großteil der Pflegedienstleitungen selbst nicht hochschulisch qualifiziert sind und die Hochschulabsolventen als „Gefahr" für ihre eigene Funktion gesehen werden? Diese Situation kann bei einem Scheitern der Etablierung der akademischen Pflege für die Praxis in den Gesundheitseinrichtungen bedeuten, dass diese vielleicht einmalige historische Chance, verspätet oder gar nicht mehr erfolgt. Andere Berufsgruppen, oder gar die Gesellschaft, werden sich nicht für eine Basisakademisierung der Pflegeberufe einsetzen. Verhindern kann die Akademisierung also nur die Berufsgruppe der Pflege selbst, vorrangig durch die Konzeptlosigkeit des Pflegemanagements. Vor diesem Hintergrund ist es nicht nur mutig, sondern innovativ ein Konzept für die Etablierung von Hochschulabsolventen der Pflege aus der Perspektive des Pflegemanagements zu entwickeln. Hervorzuheben ist die Argumentation für dieses Konzept vor dem Hintergrund eines Unternehmensinteresses. Die Akademisierung der Pflege ist ja kein Selbstzweck, sondern muss stets auch den Nutzen für die Gesellschaft aufzeigen bzw. belegen können.

Es ist nicht hoch genug einzuschätzen, dass sich die Autorin des Themenkomplexes angenommen hat. Dafür sollte der jungen Wissenschaftlerin gedankt werden. Das tue ich hiermit gern.

Professor Dr. Olaf Scupin

Vorwort Ingolf Drube

Woran liegt es, dass es in Deutschland zu einem extremen Fachkräftemangel im Bereich der Pflege gekommen ist? Gibt es schon heute Möglichkeiten, die umgesetzt werden können, um die Situation zu verbessern? Wenn es alternative Lösungsansätze gibt, wie könnten diese aussehen, welchen Erfolg haben sie und gibt es Lösungsansätze für Regionen, die abseits großer Ballungszentren liegen? Diese Fragen stellte sich 2016 die Pflegedirektion des Gesundheitszentrums Glantal.

Es wurde ein umfassender Change-Prozess mit dem Ziel eingeleitet, zukünftig den pflegerischen Fachkräften jeder Qualifikationsstufe eine berufliche Perspektive zu bietet. Schon heute soll damit in einer ländlichen Region dem Fachkräftemangel begegnet werden. Gerade für Kliniken in ländlichen Regionen ist der Fachkräftemangel ein besonders großes Problem, das innovative und effiziente Personalkonzepte erfordert.

Seit Jahren haben sich verschiedene Pflegestudiengänge entwickelt, um die erweiterte Pflegepraxis zu etablieren. Es lässt sich bisher kein klares Profil akademisch ausgebildeter Pflegefachkräfte erkennen. Für die Gesundheitseinrichtungen ist es damit schwer, sich auf die Absolventen einzustellen. Im gesamten Bundesgebiet fehlt es an zuvor definierten, klaren beruflichen Perspektiven. Mit der beauftragten, vorliegenden Arbeit sollte im ersten Schritt ein Konzept zum Einsatz von akademisch ausgebildetem Pflegepersonal wissenschaftlich aufgearbeitet werden, um im zweiten Schritt einen nachhaltigen Einsatz akademisch ausgebildeter Pflegekräfte zu ermöglichen.

In dieser Arbeit ist es gelungen, die entsprechenden Aufgabengebiete und Zuständigkeiten aller Kompetenzstufen der Pflege zu fixieren und an die vorhandenen Qualifikationsniveaus anzupassen. Die bis dato bestehende Theorie-Praxis-Lücke kann durch eine enge Verzahnung mit der akademischen Qualifizierung geschlossen werden. Die akademisch ausgebildeten Pflegekräfte werden so mit dem größtmöglichen Nutzen in die Pflegepraxis eingebunden.

Das vorliegende Konzept, zum Einsatz akademisch qualifizierter Pflegekräfte im Gesundheitszentrum Glantal, stellt eine wegweisende Umsetzungsmöglichkeit dar. Schon 2019 konnte hierdurch die Akademisierungsquote in der Einrichtung signifikant erhöht und ein wesentlicher Beitrag zur Entwicklung der Pflege geleistet werden. Hiervon profitiert vorrangig die Versorgungsqualität der Patienten. Die vorliegende Arbeit ist auch ein Baustein zur Attraktivitätssteigerung des Pflegeberufes. Die Umsetzung der Inhalte aus dieser Schrift führt schon heute zu einer gesteigerten öffentlichen Wahrnehmung des „Meisenheimer Konzeptes“, weit über die Landesgrenzen hinaus.

Ingolf Drube
Pflegedirektor Gesundheitszentrum Glantal

Abstract

Durch die veränderten Rahmenbedingungen und die höheren Anforderungen erlangt die erweiterte Pflegepraxis auch in Deutschland immer mehr an Zuspruch. Seit Jahren werden im tertiären Bildungsbereich Pflegekräfte für die klinische Pflege ausgebildet, diese jedoch nur vereinzelt und oft nicht gezielt in die Pflegepraxis integriert. In der vorliegenden Arbeit wird geprüft, welche Kompetenzen diese Absolventen mitbringen, welche Handlungsfelder und Aufgabenbereiche empfohlen werden und welche Wege andere Länder eingeschlagen haben. Anhand dieser Ergebnisse werden Empfehlungen ausgesprochen und aufgezeigt, welche Entwicklungsmöglichkeiten im Besonderen Advanced Nursing Practice im Gesundheitszentrum Glantal hat. Hierzu gehören neben der Praxisentwicklung auch die Aufgabenneuverteilung innerhalb der Professionen sowie die eigenverantwortliche, transsektorale Versorgung durch die Pflege. Aufgrund der Rahmenbedingungen im deutschen Gesundheitssystem lassen sich eine Substitution und Allokation von Aufgaben und die Umsetzung einer erweiterten, transsektoralen pflegerischen Versorgung auf Grundlage von Substitution und Allokation derzeit nur in Modellvorhaben erproben und werden als anschließendes Projekt angeraten. Im Rahmen dieser Arbeit wird das Konzept zur Implementierung hochschulisch ausgebildeter Pflegekräfte im Gesundheitszentrum Glantal entwickelt. Dieses umfasst neben den Arbeitsdefinitionen für die neu zu implementierenden Pflegeexperten auf Bachelor- und Masterniveau auch die Rollenbeschreibungen und das Kompetenzprofil, das die Integration der akademischen Pflegenden im gesamtpflegerischen Team abbildet. Des Weiteren wird der Frage nachgegangen, wo die Pflegeexperten im Unternehmen verortet sind und mit welchen Methoden sie die Praxisentwicklung forcieren.

Schlüsselwörter: Advanced Nursing Practice, evidenzbasierte Pflegepraxis, Praxisentwicklung, akademische Pflege, erweiterte Pflegepraxis, Pflegeexperte

Due to changing general conditions and higher demand, extended nursing practice is becoming more and more popular in Germany. For years, nurses have been trained in the tertiary education sector for clinical care, but this has only been isolated and often not specifically integrated into nursing practice. The present study examines the competences these graduates bring with them, the fields of activity and areas of responsibility recommended, and the ways in which other countries have proceeded. Based on these results, recommendations are made and development possibilities in Advanced Nursing Practice in the Glantal Health Center are highlighted. In addition to practical development, this also includes redistribution of tasks within the professions as well as self-responsible, transsectoral care through nursing. Due to the basic conditions in the German healthcare system, substitution and allocation of tasks and the implementation of extended, transsectoral nursing care based on substitution and allocation are currently only tested in model projects and are recommended as a subsequent project. Within the scope of this work, the concept for the implementation of highly trained nurses at Glantal Health Center is being developed. In addition to the work definitions for the newly implemented nursing experts at bachelor's and master's level, this also includes the role descriptions and the competency profile, which represents the integration of academic nurses in the overall management team. Furthermore, the question of where the nursing experts are located in the company and which methods they use is asked.

Keywords: Advanced Nursing Practice, Evidenced Based Nursing, Practice Development

Inhaltsverzeichnis

Abbildungsverzeichnis

Tabellenverzeichnis

Abkürzungsverzeichnis

ANP:	Advanced Nursing Practice
APN:	Advanced Practice Nurse
CNS:	Clinical Nurse Specialist
DBFK:	Deutscher Berufsverband für Pflegeberufe
DQR:	Deutscher Qualifikationsrahmen für lebenslanges Lernen
NP:	Nurse Practitioner
ICN:	International Council of Nursing
IMC:	Intermediate Care
Stv. Leitung:	Stellvertretende Leitung
VPU:	Verband der PflegedirektorInnen der Uniklinken

1 Einleitung

Die Akteure[1] im Gesundheitswesen stehen zunehmend vor verschiedenen Herausforderungen. Dies betrifft die Pflege als größte Berufsgruppe im deutschen Gesundheitswesen[2] im Besonderen. Bedingt durch den demografischen Wandel steigt nicht nur die Anzahl der Pflegebedürftigen im Verhältnis zu den Pflegenden, auch die Komplexität der Fälle nimmt durch das höhere Alter und die mehrfacherkrankten Patienten zu. Um die Versorgung in der Zukunft sicherzustellen, sind ein Umdenken und eine Neustrukturierung der Prozesse nötig. Vorhandene Kompetenzen müssen effizient und effektiv eingesetzt werden. Bereits 2007 hat der Sachverständigenrat in seinem Gutachten festgestellt, dass eine isolierte Betrachtung der einzelnen Berufsgruppen nicht zum erwünschten Ziel führt.[3]

> „Eine Tätigkeitsübertragung von Aufgaben insbesondere auf die Pflege und eine größere Handlungsautonomie derselben ist nicht zu umgehen, wenn die Versorgung aufrechterhalten und verbessert werden soll."[4]

Zur Übernahme der geforderten Verantwortung sind eine Prüfung der vorhandenen Kompetenzen innerhalb der Pflegeberufe und eine Festlegung der Aufgabenverteilung not-

[1] Aus Gründen der besseren Lesbarkeit wird auf die gleichzeitige Verwendung männlicher und weiblicher Sprachformen verzichtet. Sämtliche Personenbezeichnungen gelten gleichwohl für beiderlei Geschlecht.

[2] vgl. Isfort et al. 2010, S. 5

[3] vgl. Sachverständigenrat zur Begutachtung der Entwicklung im Gesundheitswesen 2007, S. 15

[4] Sachverständigenrat zur Begutachtung der Entwicklung im Gesundheitswesen 2007, S. 23

wendig. Hier müssen insbesondere die neueren Berufsbilder, die sich ab den 90er Jahren im tertiären Bereich entwickelt haben,[5] berücksichtigt werden.

Während zu Beginn der Akademisierung der Pflegeberufe der Schwerpunkt in erster Linie auf der akademischen Qualifizierung der Lehr- und Leitungspositionen lag, verlagert sich der Fokus immer mehr auf die erweiterte Pflegepraxis.[6] Seit Umstellung der Studienlandschaft im Rahmen des Bologna-Prozesses haben sich verschiedene Pflegestudiengänge etabliert, die als Ziel die erweiterte Pflegepraxis sehen und nicht den bisher vorherrschenden Richtungen des Pflegemanagements, der Pflegepädagogik oder der Pflegewissenschaft folgen.[7] Beobachtet man die Entwicklungen der Studiengänge, lässt sich im Besonderen zu Beginn der Neustrukturierung ein breites Portfolio an Inhalten, jedoch kein klares Profil akademisch ausgebildeter Pflegefachkräfte erkennen.[8] Dieser Umstand erschwert es den zukünftigen Arbeitgebern sich auf die Absolventen einzustellen. Im gesamten Bundesgebiet werden jährlich Bachelorabsolventen in die Praxis entlassen, ohne zuvor die beruflichen Perspektiven mit der Berufspraxis zu klären. Die Anpassung der Strukturen an die veränderten und erweiterten Kompetenzprofile geschieht sehr zögerlich.[9] Auch seitens der Absolventen bedarf es hier einer Entwicklung. Noch im Jahr 2008 wurde die direkte Pflege von Absolventen verschiedener Pflegestudiengänge kaum als zukünftiges Aufgabenfeld gesehen.[10]

Mit der Neuausrichtung der Pflegestudiengänge im Rahmen des Bologna-Prozesses hin zu praxisorientierten Studiengängen auf Bachelor- und Masterebene, wird bereits seit längerer Zeit versucht auf die veränderten Herausforderungen und den höheren Bedarf an erweiterten Kompetenzen Einfluss zu nehmen. Durch die höhere gesellschaftliche Aner-

[5] vgl. Schaeffer 1998, S. 1

[6] vgl. Kälble 2013, S. 1132

[7] vgl. DPR und DPG 2014, S.1

[8] vgl. Hülsken-Giesler et al. 2010, S. 218; Stemmer und Dorschner 2007, S. 2

[9] vgl. DPR und DPG 2014, S. 1

[10] vgl. Höhmann, U., Panfil, E.-M., Stegmüller, K., & Krampe, E.-M. 2008, S. 229

kennung von akademisch ausgebildeten Berufen rücken mit der Möglichkeit der dualen Studiengänge die Ausbildung und der Beruf der Pflege ins Sichtfeld der Schulabgänger mit Hochschulreife.[11] Neben dem Abgleich des Anspruchs wird auch die Zielgruppe des Nachwuchses erweitert. Aufbauend auf die Bachelorstudiengänge wird auch mit den verschiedenen Masterstudiengängen auf die steigende Komplexität der Arbeit eingegangen. Der Fokus der Akademisierung der Pflege liegt aktuell bei der evidenzbasierten Pflegepraxis, deren Ziel eine Steigerung der Versorgungsqualität und eines verbesserten Patientenoutcome ist.[12] Trotz dieser Bestrebungen in den vergangenen Jahren ist es im deutschen Gesundheitssystem noch nicht ausreichend gelungen, diesen Grade Mix zu implementieren und damit den gesteigerten Ansprüchen zu entsprechen. Bei einem Blick über die deutsche Pflege- und Krankenhauslandschaft lassen sich nur vereinzelt Absolventen von Pflegestudiengängen finden, die gezielt in der Pflegepraxis eingesetzt werden. Dabei bietet sich die erweiterte Pflegepraxis an, den seit Jahren kritisierten Theorie-Praxis-Transfer zu fördern und die Pflegenden gezielt zu unterstützen.

Im Gesundheitszentrum Glantal in Meisenheim (Rheinland-Pfalz) wurde die strategische Entscheidung getroffen, hochschulisch ausgebildete Pflegekräfte als Pflegeexperten in die Pflegepraxis zu integrieren. Als Entscheidungsgrundlagen dienten die hier bereits beschriebenen Entwicklungen. Um ein Profil der Pflegeexperten zu entwickeln, ist es notwendig die Kompetenzen, die zukünftige Stelleninhaber mitbringen, zu beachten. Diese werden in der vorliegenden Arbeit neben den Empfehlungen zum Einsatz akademischer Pflegender sowie einer Auswahl an Praxiskonzepten in die Erarbeitung des Konzeptes mit einbezogen.

Es wird der Frage nachgegangen, welche Aufgaben in den Kompetenzbereich der Bachelor- und welche in den der Masterabsolventen fallen, wie und auf welcher Ebene die verschiedenen Akteure sinnvoll vernetzt werden können. Ebenso soll eine Abgrenzung zu anderen Qualifikationen und Funktionen wie z.B. der Stationsleitungen vorgenommen werden.

[11] vgl. Reichardt und Petersen-Ewert 2014, S. 247

[12] vgl. DPR und DPG 2014, S. 1

Aufgrund der Bezeichnung Pflegexperten ist an dieser Stelle eine klare Abgrenzung zu den vielfach bereits eingesetzten Pflegefachkräften mit einer Spezialisierung in einem Themenbereich wie z.B. Wundmanager oder Pain Nurses sowie der Pflegeexperten nach dem Dreyfus-Modell vorzunehmen. Bei dem Begriff Experte wird nach Dreyfus und Dreyfus ein erfahrener Berufsangehöriger verstanden. Diese nach Benner benannten Pflegeexperten handeln aufgrund ihrer Erfahrung intuitiv, wobei das Handeln nicht immer begründet werden kann.[13] Pflegeexperten mit hochschulischer Ausbildung handeln hingegen „*wissenschaftsorientiert*"[14] und können das Handeln evidenzbasiert belegen[15]. In der nachfolgenden Arbeit werden unter der Bezeichnung Pflegeexperten ausschließlich hochschulisch ausgebildete Pflegefachpersonen verstanden.

Mit dieser Arbeit soll ein theoretischer Rahmen geschaffen werden, der Pflegedirektoren, Pflegepraktikern, akademischem Pflegepersonal und allen weiteren Berufsgruppen ermöglicht, sich einen Überblick über die Einordnung, Verantwortung und Aufgabenbereiche zu verschaffen. Obwohl der Fokus auf der normativen Ebene liegt, kann und soll dieser nicht isoliert betrachtet werden. Die Konzeptentwicklung fand parallel zur Implementierung der ersten Pflegeexperten statt. Die Entscheidungen der strategischen sowie die Aktivitäten der operativen Ebene wurden ebenso beachtet, um auf mögliche Anpassungsnotwendigkeiten direkt reagieren zu können.

[13] vgl. Benner et al. 2012, S. 71-72

[14] Hülsken-Giesler und Korporal 2013, S.37

[15] vgl. Hülsken-Giesler und Korporal 2013, S. 27

2 Ausgangslage im Gesundheitszentrum Glantal

Das Gesundheitszentrum Glantal ist ein Krankenhaus der Grundversorgung in Rheinland-Pfalz. Das Zentrum erbringt neben den Krankenhausleistungen der Fachbereiche Akutneurologie, Neurologische Rehabilitation, Chirurgie und Innere Medizin auch Therapien zu Kommunikationsstörungen bei Kindern und Jugendlichen. Insgesamt umfasst das Zentrum 207 Betten bzw. Plätze.

Eine zukunftsfähige, wohnortnahe Versorgung ist im ländlichen Raum unabdingbar. Um dies sicherzustellen, werden in den Räumlichkeiten des Gesundheitszentrums nicht nur (teil-) stationäre Leistungen erbracht. Durch die Integration des Medizinischen Versorgungszentrums conMedico wurde eine exzellente Verknüpfung mit der fachärztlichen, ambulanten Versorgung gesichert. Sowohl das Gesundheitszentrum, als auch das Medizinische Versorgungszentrum conMedico sind in Trägerschaft des Landeskrankenhauses (AöR) mit Sitz in Andernach.

2.1 Struktur des Pflegedienstes

Die Leitung des Pflegedienstes obliegt dem Pflegedirektor, der mit den Direktoren aus dem kaufmännischen, ärztlichen und therapeutischen Bereich das Direktorium bildet. Die Vertretung ist durch den Stellvertretenden Pflegedirektor gesichert. Fachlich Themen werden in der Pflegedirektion durch die Stabsstelle Pflegeentwicklung und Qualitätsmanagement bearbeitet.

Der Pflegedirektor und sein Stellvertreter teilen sich die Führung der einzelnen Stationen im Sinne von übergeordneten Abteilungsleitungen. Jede Station verfügt über eine Stationsleitung und eine Stellvertretung, die sowohl die organisatorische als auch die fachliche Führung übernehmen (Abbildung 1).

Bis Juni 2016 werden im Gesundheitszentrum Glantal ausschließlich schulisch ausgebildete Gesundheits- und Krankenpfleger eingesetzt. Diese werden unterstützt durch Gesundheits-und Krankenpflegehelfer. Punktuell sind Fachkräfte mit anerkannten Weiterbildungen wie beispielsweise Wundmanager oder eine Pain Nurse eingesetzt. In der Anästhesie, im Operationsdienst und auf der Intermediate Care Station ist zum Teil Pflegepersonal mit verschiedenen Fachweiterbildungen beschäftigt.

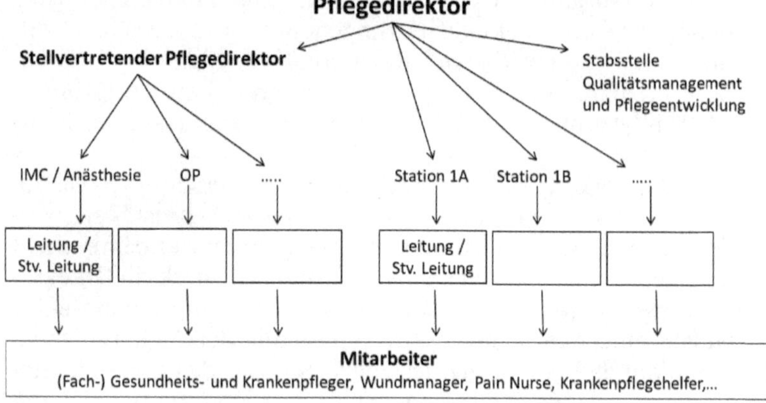

Abbildung 1: Schematische Darstellung der Pflegedirektion (bis Juni 2016)

2.2 Problemstellung

Die Pflegenden stehen einem immer komplexeren Arbeitsfeld gegenüber. Neben den bereits genannten Herausforderungen der schwer- und mehrfacherkrankten Patienten verschärfen sich die Rahmenbedingungen der Pflege drastisch, der ökonomische Druck steigt. Diese Entwicklung ist nicht nur in der Pflege zu beobachten, sondern betrifft das gesamte Gesundheitswesen. Eine isolierte Betrachtung der Probleme innerhalb der Berufsgruppen wird nicht zielführend angesehen und ein Ausbau der Kooperationen sowie eine Neuordnung der Aufgabenbereiche empfohlen.[16] Die Ausweitung des Handlungsfeldes wird im „Modell der gegenwärtigen und künftigen Kompetenzverlagerungen im Umfeld der Profession Pflege" (Abbildung 2) deutlich. Im Zentrum ist der Kernbereich der professionellen Pflege zu erkennen, welcher sich zwischen Nursing, Caring und dem Case Management bewegt und neue Kompetenzfelder erschließt.

Aber auch die Akademisierung der Pflege mit dem damit verbundenen Fortschritt in der Pflegeforschung stellt die Pflegepraxis, speziell die Leitungsfunktionen im Hinblick auf die fachliche Führung vor neue Herausforderungen. Die Notwendigkeit an evidenzbasierter Pflegepraxis wird von den Pflegenden mit rein schulischer Ausbildung allgemein als hoch, die Möglichkeiten diese mit den vorhandenen Kompetenzen anzuwenden als gering eingeschätzt.[17] Die fachliche und organisatorische Verantwortung liegt im Bereich der Stationsleitungen. Die Stationsleitungen haben die Ausbildung zur Gesundheits- und Krankenpflege sowie eine weitere Führungsweiterbildung absolviert. In der Regel handelt es sich hierbei um spezielle Stationsleiterkurse, zum Teil wurde das Führungskolleg des Landeskrankenhauses[18] durchlaufen. All diese Kurse haben zum Ziel, die Mitarbeiter auf ihre Führungsaufgabe vorzubereiten und vermitteln Inhalte zur Mitarbeiterführung und Betriebswirtschaft. Die fachlichen Kompetenzen werden durch die pflegerische Ausbildung und die Berufserfahrung in der Pflege abgedeckt. Da auch die Stationsleitungen über keine weiteren fachlichen Kompetenzen verfügen, wurde in der nahen Vergangenheit mehrmals eine fachliche Unterstützung über verschiedene Wege eingefordert. Die Ausgangsstruktur lässt nur in Ansätzen und punktuell eine direkte Unterstützung in der Pflegepraxis durch die Stabsstelle der Pflegedirektion zu.

---

[16] vgl. Sachverständigenrat zur Begutachtung der Entwicklung im Gesundheitswesen 2007, S. 15

[17] vgl. Köpke et al. 2013, S. 170-172

[18] vgl. Rhein-Mosel-Akademie 2016, S. 62-63

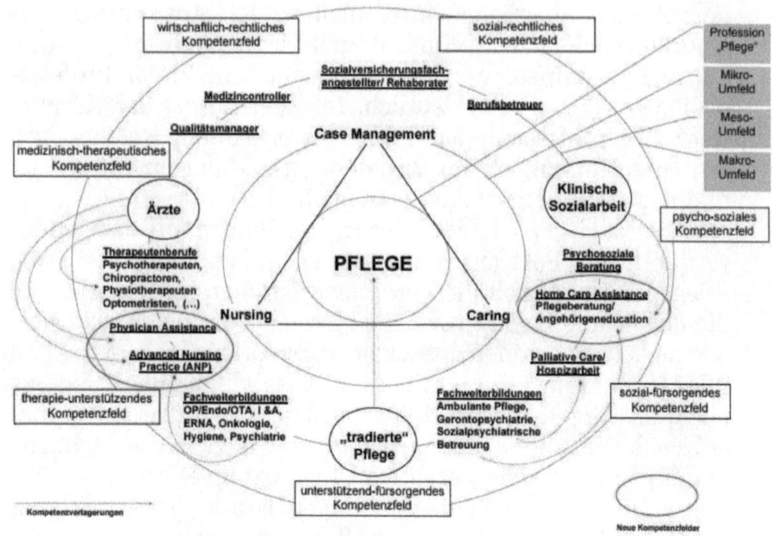

Abbildung 2: Modell der gegenwärtigen und künftigen Kompetenzverlagerungen im Umfeld der Profession Pflege[19]

Um die Lücke im Theorie-Praxis-Transfer zu schließen, zukünftige Ansprüchen gerecht zu werden und die Entwicklung im Gesundheitswesen aktiv mit zu gestalten, wird von Seiten der Pflegedirektion der Einsatz von Pflegeexperten beabsichtigt. Diese akademisch ausgebildeten Pflegefachkräfte auf Bachelor- und Masterniveau sollen in der direkten Pflege der Patienten eingebunden werden um evidenzbasierte Pflege zu implementieren, die Pflegenden, Patienten und Angehörigen vor Ort zu unterstützen, anzuleiten, zu schulen und unter anderem auch durch Prozessoptimierungen ein verbessertes Outcome der Patienten zu erzielen.

2.3 Strategische Entscheidungen der Pflegedirektion

Durch die Pflegedirektion wurde die strategische Entscheidung getroffen, akademisch ausgebildetes Pflegepersonal verschiedener Qualifikationsniveaus als Pflegeexperten in die direkte Patientenversorgung einzubinden. Der Wissenschaftsrat

[19] Quelle: Immenroth 2011, S.551

empfiehlt eine Akademisierungsquote von 10 – 20%.[20] Im Gesundheitszentrum Glantal wird aktuell im Rahmen der Praxisentwicklung eine Quote von ca. 11,5% in der direkten Patientenversorgung angestrebt, welche mit Erweiterung der Aufgabenfelder angepasst werden muss.[21] Diese Entscheidung bedarf Veränderungen in der Struktur des Pflegedienstes. Wie in der *Abbildung 3: Schematische Darstellung der Pflegedirektion (ab Juli 2016)* zu erkennen ist, wird die Stabsstelle Pflegeentwicklung und Qualitätsmanagement in eine Fachabteilung umgewandelt, deren die Pflegeexperten zugeordnet sind. Mit Einführung der Pflegeexperten in den einzelnen Abteilungen und Stationen erfolgt eine Trennung der disziplinarischen und fachlichen Führung.

Um eine optimale Verknüpfung von Führungsaufgaben und Expertenkompetenzen zu erreichen, bedarf es einer spezifischen Organisationsform. Die Pflegedirektion folgt dem Prinzip der Matrixorganisation. Hierbei werden vertikale Linienfunktionen mit horizontalen Expertenfunktionen gleichberechtigt zu einer Matrix verknüpft. Die Kommunikationswege sind kurz und nicht an die Einhaltung von Linienfunktionen gebunden. Die Experten sind direkt mit allen Linien der Leitungsebene verbunden. Dies ermöglicht eine höhere Flexibilität und eine kürzere Reaktionszeit auf sich rasch wandelnde Anforderungen. Die unterschiedlichen Ansichten aus dem fachlichen und dem organisatorischen Blickwinkel birgt Konfliktmöglichkeiten, welche jedoch förderlich für ein innovatives Ergebnis sein können.[22] Positiv hervorzuheben ist der gegenseitige Austausch und der Einfluss beider Richtungen in Bezug auf die Mitarbeiterführung und Zielplanung der Abteilung.[23]

---

[20] vgl. Wissenschaftsrat 2012, S.85

[21] Ausgenommen von der Berechnung ist die Pflegedirektion inklusive Stabsstelle, die ebenfalls über eine akademische Ausbildung verfügen, jedoch nicht in der direkten Patientenversorgung eingesetzt sind.

[22] vgl. Staehle 1999, S. 711 ff.; Deutsches Netzwerk ANP & APN g.e.V. 2011, S. 47

[23] Deutsches Netzwerk ANP & APN g.e.V. 2011, S. 47

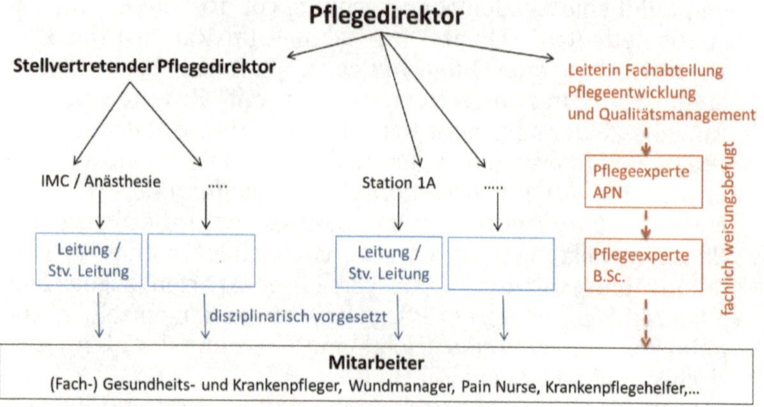

Abbildung 3: Schematische Darstellung der Pflegedirektion (ab Juli 2016)

Alle Mitarbeiter des Pflegedienstes sind dem Pflegedirektor unterstellt. Auf Stationsebene wird unterteilt in Führungs- und die Fachverantwortung. Die Führungsverantwortung und das disziplinarische Weisungsrecht übernehmen die Stationsleitungen und ihre Stellvertretungen. Hierzu gehören alle organisatorischen Aufgaben wie die Dienstplangestaltung, Urlaubsplanung, die Organisation und Leitung der Teamsitzungen sowie die Stationsorganisation. Die Fachverantwortung wird durch die Pflegeexpertenkommission übernommen und auf Stationsebene durch die Pflegeexperten begleitet. Diese wird durch die Leitung der Fachabteilung Pflegeentwicklung und Qualitätsmanagement geführt. Zu den Mitgliedern gehören alle Pflegeexperten des Gesundheitszentrums. Pflegeexperten auf Bachelorebene sind in die direkte Pflege festgelegter Stationen eingebunden, Pflegeexperten ANP einzelnen Fachbereichen, in denen sie ebenfalls in der direkten Patientenversorgung tätig werden. Kein Pflegeexperte ist fachlich oder disziplinarisch einer Stationsleitung untergeordnet.

3 Methodik

Als Methode wurde die Konzeptklärung gewählt. Meleis beschreibt die Konzeptklärung als Verfahren *„um Konzepte zu verfeinern, die in der Pflege zwar eingesetzt werden, jedoch ohne klare, von allen geteilte und bewußte [sic!] Verständigung über die zugeschriebenen Merkmale oder Bedeutungen. Das Ziel von Konzeptklärung ist die Verbesserung bestehender Definitionen, die Verbesserung theoretischer Definitionen und die Beachtung der Beziehungen zwischen den verschiedenen Elementen eines Konzepts.“*[24] Mit Blick auf die synonyme Verwendung des Begriffes Pflegexperten und den unterschiedlichen Aufgaben und Einsatzmöglichkeiten ist eine Differenzierung notwendig. Für Advanced Nursing Practice existiert eine anerkannte Definition des International Council of Nursing. Diese deckt jedoch nur die Expertise auf Masterniveau ab, welche mit den Pflegeexperten mit Bachelorabschluss in Beziehung gebracht werden muss. Neben den theoretischen Empfehlungen fließen auch Praxismodelle mit ein, um ein umfassendes Bild über die Möglichkeiten und Grenzen des Einsatzes akademischer Pflege in der Pflegepraxis zu erhalten.

[24] Meleis und Brock 1999, S. 331

Folgende Schritte wurden durchgeführt:

- Literaturrecherche
- Kategorisieren und vergleichen
- Arbeitsdefinition festlegen
- Modell entwickeln, Beziehungen zueinander und bestehende Strukturen beachten
- Hypothesen konstruieren [25]

Für die **Literaturrecherche** wurde sich den Datenbanken PubMed, Carelit und CINAHL bedient. Folgende Suchbegriffe fanden Verwendung: Advanced Nursing Practice, Advanced Practice Nursing, Pflegeexperten, Nurse Practitioner, Clinical Nurse Specialist, evidenzbasierte Pflege, evidenced based nursing. Ergänzt wurde die Recherche mittels einer Handsuche in den üblichen pflegefachlichen und – wissenschaftlichen Medien und durch die Sichtung der Literaturverzeichnisse verfeinert. Internetseiten der Kliniken, die für sich in Anspruch nehmen akademisch ausgebildete Pflegeexperten und Advanced Practice Nurses einzusetzen, wurden auf Hinweise zum aktuellen Stand der Umsetzung überprüft. Dies soll dazu beitragen, ein breites Bild der Aufgabenbereiche darzustellen, um diese mit den eigenen Ideen und Konzepten abzugleichen. Ebenso wurde die internationale Standardliteratur zu Advanced Nursing Practice genutzt. Bearbeitet wurde deutschsprachige und englische Literatur. Zur Klärung der Arbeitsbereiche und Handlungsfelder von Absolventen sowie zur Profilbildung ist ein Blick auf die mitgebrachten Kompetenzen unabdingbar. Die Ergebnisse der Literaturrecherche wurden nach Kompetenzen der Hochschulabsolventen, Empfehlungen möglicher Handlungsfelder und Aufgabenfelder sowie beispielhafte Praxismodelle national und international **kategorisiert** und **verglichen**, um bezogen auf die Gegebenheiten des Gesundheitszentrums Glantal Empfehlungen zur Implementierung aussprechen zu können.

Für die Erarbeitung eines Modells muss zuvor die **Arbeitsdefinition** genau festgelegt werden. Grundlegend hier-

[25] vgl. Meleis und Brock 1999, S. 331-335

für sind die zugrunde gelegten Rollen- und Kompetenzprofile der neu zu schaffenden Stellen.

Zur Auswahl des Bezugsrahmens werden der CANMEDS-Framework, die ANP-Rollen nach Hamric und die Empfehlungen des des Deutschen Netzwerkes für ANP und APN g.e.V. gegenübergestellt. Pflegende agieren in einem Netz verschiedener Professionen, das Handeln aller ist am gleichen Gegenstand ausgerichtet. In diesem Zusammenhang wird es als sinnvoll angesehen, die Rollenbeschreibung an einem einheitlichen Rahmen für alle Professionen anwendbar auszurichten. So wird der Fokus nicht auf die einzelnen Akteure, sondern auf ihren Beitrag der Leistungserbringung gerichtet. Als Bezugsrahmen für die Rollenbeschreibungen wurde aus diesem Grund der CANMEDS-Framework verwendet. Der CANMEDS 2015 Physician Competency Framework wurde durch das Canadian Royal College of Physicians and Surgeons erarbeitet und beschreibt die Fähigkeiten, die Ärzte benötigen um ihre Aufgabe mit Blick auf die Bedürfnisse der Leistungsempfänger zu erfüllen. International wird der CANMEDS Framework vermehrt auch für die Rollenbeschreibung anderer Gesundheitsberufe verwendet, wobei hier eine Anpassung der zentralen Rolle „Medical Expert" vorgenommen wird. Durch die identischen Bezeichnungen mit den unterschiedlichen Beschreibungen werden die Gemeinsamkeiten der Professionen im Gesundheitswesen, aber auch die Besonderheiten deutlich. Die im CANMEDS Framework genannten Rollen wurde von der Verfasserin ins Deutsche übersetzt.

Zentrales Element der vorliegenden Arbeit ist das neu zu entwickelnde **Modell, das Kompetenzprofil der Pflegepraxis**, das den gesamten Pflegedienst abbildet und als Grundlage für die Implementierung der akademischen Pflegekräfte dient. Die vorhandenen Strukturen im Gesundheitszentrum dienen als erstes Raster, in welches die akademischen Pflegekräfte ergänzt werden sollen. Hierfür werden die entsprechenden Aufgabengebiete und Zuständigkeiten aller Kompetenzstufen ermittelt und schriftlich fixiert. Die Kompetenzstufen wurden nach den im Gesundheitszentrum eingesetzten Qualifikationsniveaus angepasst und entsprechen nicht den im Deutschen Qualifikationsrahmen für lebenslanges Lernen festgelegten Niveaus. Hiervon wurde bewusst abgesehen, um die erweiterten Kompetenzen je Stufe zu verdeutlichen. Im Deutschen Qualifikationsrahmen für lebenslanges Lernen (DQR) wird die Pflegehilfe, deren Ausbildung nicht einheitlich geregelt ist aber durchgängig weit unter der Ausbildungsdauer und dem Ausbildungsumfang der Gesundheits- und Krankenpflege liegt, derzeit dem gleichen Niveau zugeordnet wie die Gesundheits- und Krankenpflege. Sollte ein allgemeingültiger Qualifikationsrahmen für die Pflegeberufe in Zukunft erarbeitet werden, wird von der Verfasserin empfohlen sich aufgrund der Transparenz und Vergleichbarkeit auf nationaler und internationaler Ebene an den im DQR etablierten Qualifikationsstufen zu orientieren. Basis für das Modell ist der Revised ICN Competency Framework[26] (Abbildung 4) und die im Kapitel 4 erfassten Kompetenzen. Zur leichteren Anwendbarkeit im deutschen System hat die Verfasserin die drei Kategorien wie folgt frei übersetzt:

Professional, Ethical, Legal Practice = Professionelle Haltung

Care Provision and Management = Pflegerische Handlungskompetenz

Professional, Personal & Quality Development = Qualitätsentwicklung

Die professionelle Haltung umfasst den Verantwortungsbereich, die rechtliche und ethische Praxis. Der Verantwortungsbereich wird mit den Merkmalen Verantwortung, Durchführungsverantwortung und Mitverantwortung unterschieden.[27]

> „Übernehmen Personen Verantwortung für einen Bereich, sind sie für die Erfüllung der Aufgaben in diesem Bereich zuständig. Für ausgeführte Handlungen oder getroffene Entscheidungen sind sie rechenschaftspflichtig, sie können sie retrospektiv begründen. (....) gehen wir davon aus, dass sich die Übernahme von Verantwortung auf vollständige Handlungen bezieht und damit die Phasen der In-

[26] International Council of Nurses 2008

[27] vgl. Fachhochschule Bielefeld und Deutsches Institut für angewandte Pflegeforschung (dip) e.V., Köln 2013, S. 19

formation, der Zielsetzung, der Planung, der Durchführung und der Evaluation von Arbeitsprozessen umfasst."[28]

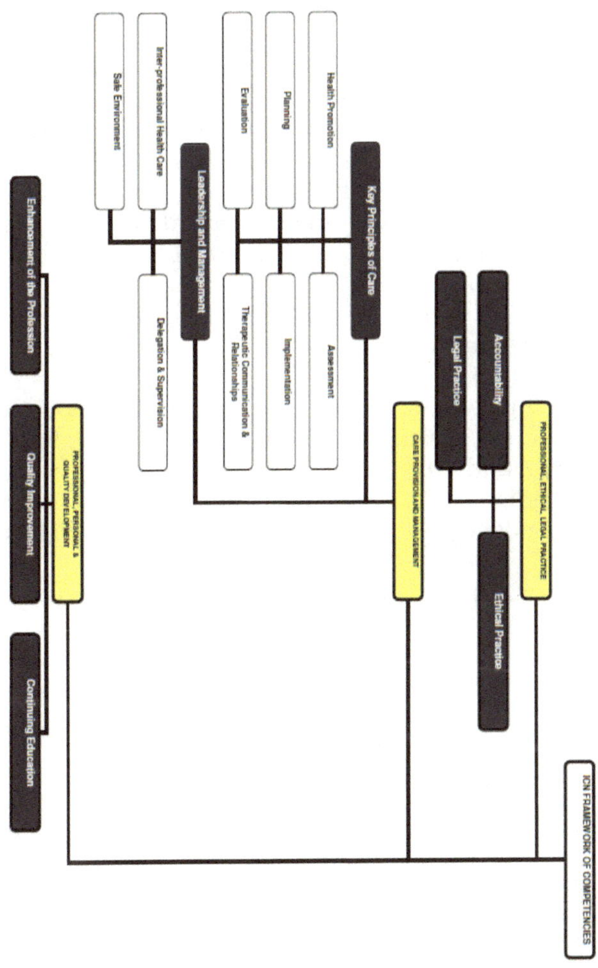

Abbildung 4: Revised ICN Competency Framework[29]

[28] Fachhochschule Bielefeld und Deutsches Institut für angewandte Pflegeforschung (dip) e.V., Köln 2013, S. 20

[29] Quelle: International Council of Nurses 2008, S. 10

Werden einzelne Aufgaben an eine andere Person delegiert, trägt der Ausführende die Durchführungsverantwortung. Die Mitverantwortung greift in dem Fall, in dem verschiedene Qualifikationsniveaus gemeinsam an der Aufgabe arbeiten.[30]

Unter der pflegerischen Handlungskompetenz wird der Pflegeprozess mit den Subkategorien Gesundheitsförderung, Assessment, Planung Durchführung, Evaluation sowie der therapeutischen Kommunikation und Beziehungsarbeit verstanden. Ebenso fällt unter die Handlungskompetenz der Bereich Organisation und Koordination mit den Kompetenzen zur Interprofessionellen Zusammenarbeit, der Delegation und der Patientensicherheit.

Qualitätsentwicklung beinhaltet die Professionsentwicklung, die Qualitätsverbesserung sowie die kontinuierliche Fort- und Weiterbildung.

Jede Kompetenzstufe wird mit Angabe der benötigten Qualifikation, einer Kurzbeschreibung und festgelegten Verantwortungs- und Aufgabenbereiche nach oben genannter Gliederung erläutert. Der Fokus liegt auf der Umsetzung und der Einsatzmöglichkeiten des entsprechenden Qualifikationsniveaus.

Die Verortung im Handlungsfeld, die Kommunikationsstrukturen innerhalb des Pflegedienstes und die angewendeten Methoden sind von großer Bedeutung für die Handlungsfähigkeit der Pflegeexperten und Pflegeexperten APN, weshalb auch diese ihren Platz im vorliegenden Konzept finden.

Im Ausblick werden **Hypothesen konstruiert**, die den Rahmen für die geplante Evaluation vorgeben.

---

[30] vgl. Fachhochschule Bielefeld und Deutsches Institut für angewandte Pflegeforschung (dip) e.V., Köln 2013, S. 20

4 Akademisierung der Pflegepraxis – status quo

Zunehmend werden im tertiären Bildungsbereich Pflegende für die direkte Pflegepraxis qualifiziert. Für den Einsatz in der Patientenversorgung bedarf es der Klärung, welche Kompetenzen diese Absolventen mitbringen und in welchen Tätigkeitsfeldern diese eingesetzt werden können. Hierzu werden nachfolgend die in den Qualifikationsrahmen festgelegten Kompetenzen gegenübergestellt und mit den für Deutschland getroffenen Empfehlungen zum Einsatz von hochschulisch ausgebildetem Pflegepersonal sowie ausgewählten Praxisbeispielen verglichen. Im Anschluss werden die Ergebnisse im Kontext des Gesundheitszentrums Glantal betrachtet.

4.1 Kompetenzen akademisch ausgebildeter Pflegekräfte

Die strategische Entscheidung, hochschulisch ausgebildete Pflegekräfte auf verschiedenen Qualifikationsniveaus in die Pflegepraxis zu integrieren, wurde bereits getroffen. Zur Profilbildung der entsprechenden Stellen bedarf es der Klärung, welche Kompetenzen die verschiedenen Absolventen besitzen, um daraus die Aufgaben abzuleiten. Im Folgenden sind die relevanten Kompetenzen aus dem Qualifikationsrahmen für Deutsche Hochschulabschlüsse sowie dem Fachqualifikationsrahmen Pflege für die hochschulische Bildung zusammengefasst. Unter Kompetenz wird wie folgt verstanden:

> „...die Fähigkeit und die Bereitschaft zum Einsatz einer Kombination aus Wissen, Fertigkeiten und Verhalten, die für die Durchführung einer spezifischen Tätigkeit erforderlich sind.“[31]

[31] Robert Bosch Stiftung 2011, S. 43

4.1.1 Bachelor-Ebene

Pflegeexperten mit einem Bachelorabschluss verfügen über grundlegende Kenntnisse der Pflegewissenschaft, dessen Begrifflichkeiten, Theorien, Modelle, Konzepte, Forschungsmethoden, beachten forschungsethischen Prinzipien und sind fähig, sich in Themen auf dem neuesten wissenschaftlichen Stand einzuarbeiten und das entsprechende Wissen anzuwenden. Sie sind mit der Recherche vertraut und bewerten die Quellen kritisch. Sie verfügen über ein Verständnis der relevanten Bezugswissenschaften und der multidisziplinären Arbeit im professionellen Team und erkennen die Relevanz von pflegewissenschaftlichen Begründungen. Pflegerelevante Problemstellungen werden erkannt, formuliert und das Wissen gezielt in der entsprechenden Situation eingesetzt. Bei weitreichenderen, komplexen Problemstellungen erkennen sie solche, sind in der Lage sich diese im Rahmen einer professionellen Beziehung zu erschließen und ziehen gegebenenfalls weitere Quellen oder Akteure zu ihrer Analyse hinzu. Sie beachten die Individualität, beziehen die Lebensumstände der Patienten mit ein und berücksichtigen diese bei der Ermittlung des Versorgungsbedarfes im Einzelfall. Das Wissen wird gezielt für die kritische Analyse genutzt. Die Planungen und Konzepte werden auf Grundlage fachlicher, professioneller und humaner Standards sowie unter empirisch gesicherten Erkenntnissen vorgenommen und können innerhalb der Institution sowie vor den Klienten vertreten werden. Weiterentwicklungsbedarf wird aufgezeigt und Erkenntnisse aus der Evaluation für die Weiterentwicklung genutzt. Im Rahmen von Konzeptionen werden institutionelle, normative und ethische Aspekte betrachtet sowie im Kontext der Qualitätssicherung reflektiert und diskutiert. Pflegewissenschaftliche Forschung wird begleitet, in begrenztem Umfang angeleitet durchgeführt und Bildungsprozesse unterstützt. Das berufliche Handeln wird theoretisch fundiert und reflektiert evaluiert.[32] Mit Hilfe ihrer erworbenen Kompetenzen unterstützen

[32] vgl. Hülsken-Giesler und Korporal 2013, S. 25-37; Bundesministerium für Bildung und Forschung et al., S. 2-3

sie Kollegen in ihrer Reflexionsfähigkeit und sind in der Lage, Verantwortung in einem Team zu übernehmen.[33]

4.1.2 Master-Ebene

Masterabsolventen verfügen über ein umfangreiches Verständnis von evidenzbasiertem Pflegehandeln. Das Handeln ist wissenschaftsorientiert ausgelegt. Voraussetzungen sind umfassende Kenntnisse und ein vertieftes Verständnis der Pflegewissenschaft, wissenschaftlicher Grundlagen und Methoden. Diese Kenntnisse werden im entsprechenden Kontext eingeordnet sowie in pflegerelevanten Problemstellungen, zu Entwicklung neuer Aufgabenfelder und komplexer Lösungsstrategien angewendet und evaluiert. Das Wissen kann auch in neuen und unvertrauten Situationen angewendet werden. Sie überblicken komplexe Prozesse, reflektieren die Konzeptentwicklung und berücksichtigen die Bedürfnisse der Klienten. Sie verfügen über einen themenbezogenen Überblick des nationalen und internationalen Forschungsstandes. Masterabsolventen besitzen Kommunikations-, Vermittlungs- und Beratungskompetenzen, die sie auch in komplexen Handlungsfeldern der Pflege zielgerichtet einsetzen. Institutionelle Kontexte werden unter Berücksichtigung der relevanten Bezugswissenschaften betrachtet, die Arbeit erfolgt interdisziplinär und interprofessionell. Ethisch relevante Problemstellungen mit pflegerischem Bezug werden analysiert, bewertet und entsprechend vertreten. Bearbeitete Problemstellungen sowie Forschungsergebnisse werden evidenzbasiert vor Hilfebedürftigen, institutionellen und gesellschaftlichen Vertretern sowie der Fachöffentlichkeit vertreten. Die Wissensvermittlung findet methodisch fundiert statt. Masterabsolventen geben innovative Impulse und beteiligen sich mit Hilfe der Praxisforschung an der Weiterentwicklung der Pflegewissenschaft, Pflegepraxis, Aus-, Fort- und Weiterbildung und des Praxistransfers. Sie übernehmen eigenständig die Steuerung und Leitung der Konzeptentwicklung der gesamten Organisa-

---

[33] vgl. Stemmer und Dorschner 2007, S. 3

tion und Weiterentwicklung der Qualitätssicherung auf Grundlage wissenschaftlicher Methodik.[34]

4.1.3 Gegenüberstellung und Diskussion

Stellt man die Kompetenzen der beiden Qualifikationsebenen vergleichend gegenüber (Tabelle 1), lassen sich bereits die möglichen Arbeitsfelder der Absolventen ableiten.

Tabelle 1: Gegenüberstellung der Kompetenzen von Bachelor- und Masterabsolventen

Bachelorabsolventen	**Masterabsolventen**
Grundlegende Kenntnisse in der Pflegewissenschaft.	Vertieftes Verständnis der Pflegewissenschaft.
Planung und Konzeption auf Grundlage fachlicher, professioneller, humaner Standards und empirisch gesicherter Erkenntnisse.	Konzeptentwicklung mit wissenschaftlicher Methodik.
Forschung kann begleitet und in begrenztem Umfang angeleitet durchgeführt werden.	Geben innovative Impulse und führen Praxisforschung durch.
Berufliches Handeln ist theoretisch fundiert und reflektiert evaluiert.	Berufliches Handeln ist wissenschaftsorientiert.
Arbeitsergebnisse können innerhalb der Institution und vor Klienten vertreten werden.	Arbeits- und Forschungsergebnisse werden evidenzbasiert innerhalb der Institution, vor Klienten, gesellschaftlichen Vertretern sowie der Fachöffentlichkeit vertreten.
Unterstützen Kollegen in der Reflexionsfähigkeit.	Wissensvermittlung in der Aus-, Fort-, und Weiterbildung ist methodisch fundiert.

Die Fertigkeiten von Bachelorabsolventen, zum Beispiel das Erkennen von Pflegeproblemen und dem Weiterentwick-

[34] vgl. Hülsken-Giesler und Korporal 2013, S. 25-38; Bundesministerium für Bildung und Forschung et al., S. 4-5

lungsbedarf sowie die kritische Analyse dieser,[35] sprechen für eine gezielte Unterstützung des Praxisfeldes einer Station. Die Verantwortung im Team[36] kann durch die fachliche Unterstützung der Stationsleitung übernommen werden. Masterabsolventen überblicken komplexe Prozesse im institutionellen, interdiszpinären und interprofessionellen Kontext und mit Blick auf die Bezugswissenschaften. Des Weiteren verfügen sie über ausgeprägte Kommunikations-, Vermittlungs-, und Beratungskompetenzen.[37] Der alleinige Einsatz in einem stark abgegrenzten Arbeitsfeld wie einer Station würde diese Kompetenzen limitieren, weshalb Masterabsolventen in größeren Arbeitsfeldern wie zum Beispiel einem Fachbereich, im Rahmen der Konzeptentwicklung jedoch auch für die gesamte Klinik tätig werden sollten.

4.2 Empfehlungen zum Einsatz akademischer Pflegekräfte

Im Gegensatz zu den Arbeitgebern im Gesundheitswesen ist die Thematik in der Pflegewissenschaft und Berufspolitik sehr präsent. In Veröffentlichungen wird sich deutlich für den Einsatz hochschulisch ausgebildeter Pflegefachpersonen in komplexen Aufgabenbereichen wie der Pflege ausgesprochen.[38] Der Deutsche Pflegerat e.V. hat gemeinsam mit der Deutschen Gesellschaft für Pflegewissenschaft e.V. ein Arbeitspapier mit Empfehlungen für mögliche Arbeitsfelder akademisch ausgebildeter Pflegefachpersonen ausgearbeitet, in dem auf die Zuordnung von Aufgaben in der direkten Klientenversorgung eingegangen wird.[39] Im Gutachten des Sachverständigenrates zur Entwicklung im Gesundheitswesen wurde 2007[40] und 2014[41] auf die Substitution von Aufgaben

---

35 vgl. Hülsken-Giesler und Korporal 2013, S. 25-37; Bundesministerium für Bildung und Forschung et al., S. 2-3

36 vgl. Stemmer und Dorschner 2007, S. 3

37 vgl. Hülsken-Giesler und Korporal 2013, S. 25-38; Bundesministerium für Bildung und Forschung et al., S. 4-5

38 vgl. Sachverständigenrat zur Begutachtung der Entwicklung im Gesundheitswesen 2007; Sachverständigenrat zur Begutachtung der Entwicklung im Gesundheitswesen 2014; Schüler et al. 2013; Wissenschaftsrat 2012

39 vgl. DPR und DPG 2014

40 vgl. Sachverständigenrat zur Begutachtung der Entwicklung im Gesundheitswesen 2007, S. 23

und die evidenzbasierte Pflegepraxis im Rahmen von Advanced Nursing Practice (ANP) hingewiesen.

4.2.1 Handlungsfelder und Aufgabenbereiche von Absolventen mit Bachelorabschluss

Die Notwendigkeit der Verortung von Bachelorabsolventen wird vermehrt in der direkten Patientenversorgung gesehen. So formuliert der DBFK in einem Positionspapier unter den konkreten Aufgaben von primärqualifizierten Bachelorabsolventen im ersten Punkt *„primärer Einsatz in der direkten Pflege in der täglichen Routine"*[42], setzt jedoch hier Rahmenbedingungen voraus, die den Akteuren ermöglicht, weitreichendere Aufgaben erledigen zu können. Hierzu zählen die zeitlichen Ressourcen für theoretische Arbeiten (z.B. Literaturrecherchen) wie auch der Zugang zu wissenschaftlicher Literatur.[43] Die Aufgaben in der direkten Pflege beziehen sich auf die Prozesssteuerung[44] und Betreuung komplexerer Fälle, die sowohl den gezielten Einsatz von Assessments zur Pflegebedarfsermittlung, Pflegeplanung, die Evaluation der Versorgung wie auch auf den konkreten Einzelfall abgestimmte Interventionen beinhalten.[45] Sie evaluieren Problemlösungen, schätzen Folgen ab und modifizieren den Behandlungsplan. Standards, Leitlinien und Handlungsempfehlungen werden zielorientiert eingesetzt und bei begründetem Bedarf auf den individuellen Kontext adaptiert.[46] Der Verband der PflegedirektorInnen der Unikliniken (nachfolgend VPU genannt) empfiehlt Bachelorabsolventen vollumfänglich in der direkten Patientenversorgung einzusetzen.[47]

---

[41] vgl. Sachverständigenrat zur Begutachtung der Entwicklung im Gesundheitswesen 2014, S. 507

[42] DBFK 2016, S. 1

[43] vgl. DBFK 2016, S. 2

[44] vgl. Stemmer und Dorschner 2007, S. 3

[45] vgl. DBFK 2016, S. 1; DPR und DPG 2014, S. 3; Grünewald et al. 2015, S. 6; Hülsken-Giesler und Korporal 2013, S. 25-37

[46] vgl. Hülsken-Giesler und Korporal 2013, S.32 ; Stemmer und Dorschner 2007, S. 3

[47] vgl. Verband der Pflegedirektorinnen und Pflegedirektoren der Universitätskliniken und Medizinischen Hochschulen Deutschlands 2016, S. 19

Neben der Tätigkeit in der direkten Patientenversorgung können die Absolventen zusätzlich in weiteren Bereichen eingesetzt werden. Folgende Arbeitsbereiche werden benannt:

- Angeleitete und unterstützende Mitarbeit in Forschungsprojekten und der anschließenden Implementierung der Ergebnisse in die Praxis. [48]
- Qualitätsentwicklung auf Abteilungsebene im Rahmen von Konzeptentwicklung, -planung und –evaluation [49]
- Planung, Moderation, Leitung und Evaluation von Projekten zur Erweiterung des pflegerischen Angebotes (z.B. Patientenedukation, Gesundheitsförderung, etc.) [50]
- Mitwirkung bei der Entwicklung, Anpassung und Evaluation von Leitlinien, Standards und Verfahrensanweisungen nach dem aktuellen Stand der Wissenschaft [51]
- Beratung und Anleitung von Kollegen, Auszubildenden, Patienten und Angehörigen [52]
- Qualitätssicherung: Erhebung und Auswertung von Kennzahlen im pflegerischen Bereich (z.B. Sturz, Dekubitus, etc.) und Risiken [53]
- Koordination der weiteren Versorgung [54]
- Pflegebegutachtung [55]
- Übernahme der fachlichen Verantwortung im Arbeitsbereich [56]
- Spezialist z.B. im Wundmanagement, Kontinenzberatung etc. [57]
- Interprofessionelle Zusammenarbeit [58]

---

[48] vgl. DBFK 2016, S. 2; DPR und DPG 2014, S. 3; Hülsken-Giesler und Korporal 2013

[49] vgl. DPR und DPG 2014, S.3; Grünewald et al. 2015, S. 20; Stemmer und Dorschner 2007, S. 3; Hülsken-Giesler und Korporal 2013, S. 29-30

[50] vgl. Grünewald et al. 2015, S. 18 und 21

[51] vgl. DPR und DPG 2014, S. 3; Grünewald et al. 2015, S. 21; Hülsken-Giesler und Korporal 2013, S. 25-37

[52] vgl. DBFK 2016, S. 2; DPR und DPG 2014, S. 3; Grünewald et al. 2015, S. 18

[53] vgl. DPR und DPG 2014, S. 2; Grünewald et al. 2015, S. 20

[54] vgl. DPR und DPG 2014, S. 2

[55] vgl. DPR und DPG 2014, S. 2

[56] vgl. Grünewald et al. 2015, S. 17;Stemmer und Dorschner 2007, S. 3

[57] vgl. Grünewald et al. 2015, S. 17; Stemmer und Dorschner 2007, S. 3

- Diagnostische Maßnahmen [59]
- Öffentlichkeitsarbeit und berufspolitisches Engagement [60]
- Auswahl, Vorbereitung und Durchführung von teaminternen Fortbildungen [61]
- Planung, Leitung, Moderation von Veranstaltungen zum fachlichen Diskurs (Pflegevisiten, Fallbesprechungen und Journal Club) [62]
- Entwickelt den Rahmen für die Delegation ärztlicher/pflegerischer Aufgaben, setzt diesen um und nimmt die Evaluation vor [63]

4.2.2 Handlungsfelder und Aufgabenbereiche von Absolventen mit Masterabschluss

Im Positionspapier der Deutschen Gesellschaft für Pflegewissenschaft e.V. werden die Aufgaben der Masterabsolventen aufbauend auf den Tätigkeiten von Bachelorabsolventen gesehen. Bachelorabsolventen agieren auf Stationsebene, Masterabsolventen hingegen auf Einrichtungs-, Träger- und Verbandsebene. Sie sind in der Organisationsentwicklung und im Projektmanagement tätig, erstellen Pflegegutachten und fungieren als Sachverständige bei Gerichtsverfahren. Sie entwickeln und evaluieren wissenschaftlich fundiert pflegefachliche Konzepte. Ein Arbeitsgebiet wird im Fallmanagement mit Blick auf die Schnittstellen sowie die interdisziplinäre Zusammenarbeit gesehen.[64] Ein weiteres Tätigkeitsfeld sind die Beratungen, Schulungen und Anleitungen verschiedener Zielgruppen inklusive der entsprechenden Konzeptualisierung.[65] Absolventen von Masterstudiengängen handeln wissenschaftsorientiert, steuern eigenständig komplexe Prozesse, Konzeptentwicklung, betreiben Praxisforschung und entwickeln komplexe Lösungsstrategien, auch in ihnen bisher un-

[58] vgl. Grünewald et al. 2015, S. 18
[59] vgl. Grünewald et al. 2015, S. 17
[60] vgl. Grünewald et al. 2015, S. 22
[61] vgl. Grünewald et al. 2015, S. 22
[62] vgl. Grünewald et al. 2015, S. 22
[63] vgl. Grünewald et al. 2015, S. 20
[64] vgl. Stemmer und Dorschner 2007, S. 4-6
[65] vgl. Hülsken-Giesler und Korporal 2013, S. 26-37 ; Stemmer und Dorschner 2007, S. 6

bekannten Themenbereichen. Innovative Konzepte werden erprobt, weiterentwickelt und evaluiert.[66] Absolventen mit Masterabschluss in der Pflege werden mit Blick auf die unmittelbare Pflegepraxis in erster Linie mit dem Konzept des Advanced Nursing Practice in Verbindung gebracht. Die American Nurses Association benennt drei Merkmale von ANP: *„Spezialisierung, Erweiterung und Fortschritt"*[67]. Spezialisierung bezieht sich auf eine Patientengruppe oder ein spezielles Gesundheitsproblem. Unter Erweiterung wird die erweiterte Pflegepraxis verstanden, die neben der evidenzbasierten Pflege auch eine Erweiterung der Kompetenzen und Aufgaben bis zur Substitution von Aufgaben beinhalten kann. Der Fortschritt wird aus den beiden zuvor genannten Merkmalen vorangetrieben.[68]

4.2.3 Gegenüberstellung und Diskussion

Für den Einsatz von Bachelorabsolventen wurde eine Fülle an Aufgaben zusammengetragen. Alle Empfehlungen sprechen sich dafür aus, Bachelorabsolventen in die direkte Pflege zu integrieren.[69] Die Anregung des VPU[70], diese Absolventen ihre gesamte Arbeitszeit über in der Pflegepraxis einzusetzen, sieht die Verfasserin kritisch. Um dem Anspruch gerecht zu werden, die Praxis nach fachlich, professionellen Standards und empirisch gesicherten Erkenntnissen weiterzuentwickeln und eigenes berufliches Handeln theoretisch fundiert auszurichten,[71] ist es notwendig den Empfehlungen des DBFK[72] zu folgen und den Mitarbeitern die zeitliche Ressource dafür zur Verfügung zu stellen. Blickt man auf die weiteren Empfehlungen für den Einsatz von Bachelorabsolventen, zeigt sich eine undifferenzierte Ansammlung an Tätigkeiten. Die Vermutung liegt nahe, dass bei der Suche nach Aufgaben für diese Beschäftigtengruppe alle Tätigkeiten, die durch den tertiären

[66] vgl. Hülsken-Giesler und Korporal 2013, S. 26-37

[67] ANA 1995 zitiert nach Spirig und Geest 2004, S. 233

[68] vgl. Spirig und Geest 2004, S. 234

[69] vgl. DBFK 2016, S. 1; DPR und DPG 2014, S. 3; Grünewald et al. 2015, S. 6; Hülsken-Giesler und Korporal 2013, S. 25-37

[70] vgl. Verband der Pflegedirektorinnen und Pflegedirektoren der Universitätskliniken und Medizinischen Hochschulen Deutschlands 2016, S. 19

[71] vgl. Hülsken-Giesler und Korporal 2013, S. 25-37

[72] vgl. DBFK 2016, S. 2

Bereich abgedeckt werden können aufgezählt wurden, ohne eine Differenzierung zwischen Bachelor- und Masterniveau vorzunehmen. Auf Grundlage der im Kapitel 4.1.1 aufgeführten Kompetenzen sind die genannten Aufgaben, die eine Planung, Moderation, Leitung und Evaluation von Projekten sowie die Entwicklung neuer Aufgabengebiete vorsehen, strittig. Die Vorbereitung und Durchführung von teaminternen Fortbildungen ist ebenso mit Blick auf die methodisch-didaktischen Fertigkeiten der Mitarbeiter zu prüfen und sollte nach Betrachtung der Kompetenzen in den Bereich der Masterabsolventen fallen. Der Aussage der Deutschen Gesellschaft für Pflegewissenschaft e.V., wonach die Aufgaben der Masterabsolventen auf den Tätigkeiten der Bachelorabsolventen aufbauen,[73] kann hier nur bedingt zugestimmt werden. In Bezug auf die Forschungskompetenz und einiger weiterer Aufgaben ist dies zutreffend. Unter Berücksichtigung der fortschreitenden Entwicklung der erweiterten Pflegepraxis im Sinn von Advanced Nursing Practice und den Bestrebungen zur Substitution von Aufgabenkomplexen ist auf eine klare Abgrenzung und eine eindeutige Zuschreibung der Tätigkeiten zu Qualifikationsniveaus zu achten. Eine klare Abgrenzung der Arbeitsbereiche ist nicht nur für die Stellenentwicklung wichtig, sondern auch Grundlage für die Argumentation zum Einsatz von hochqualifizierten Masterabsolventen sowie zur Begründung einer entsprechenden Entlohnung. Auch kann so eine Überforderung der Bachelorabsolventen, die für dieses Aufgabengebiet nicht ausgebildet sind, vermieden werden.

4.3 Praxismodelle zum Einsatz akademischen Pflegepersonals

Betrachtet man den Einsatz akademisch ausgebildeten Pflegepersonals auf internationaler Ebene, erkennt man schnell die Mannigfaltigkeit der Ausbildungswege. Während in Deutschland die grundständige Ausbildung im Tertiärbereich noch eher die Seltenheit darstellt, ist diese in europäischen Nachbarländern bereits die Regel.[74] Durch diese verschiedenen Ausbildungsniveaus wird der Vergleich der Praxismodelle beeinträchtigt. In der nachfolgenden Gegenüberstellung

[73] vgl. Stemmer und Dorschner 2007, S. 4-6

[74] vgl. Bundesministerium für Bildung und Forschung (BMBF) 2014, S. 52

werden die Unterschiede kurz aufgezeigt, sich in der näheren Beschreibung jedoch auf vergleichbare Strukturen gestützt. Der Einsatz von Pflegefachpersonal mit Masterabschluss wird in der direkten Patientenversorgung mit einer erweiterten Pflegepraxis und dem Modell von Advanced Nursing Practice in Verbindung gebracht. Die Entwicklung von Advanced Nursing Practice ist im deutschsprachigen Raum eine vergleichsweise neuere Entwicklung. In weiten Teilen der Welt findet das Konzept bereits seit vielen Jahren in unterschiedlicher Ausprägung Anwendung. Der ICN versteht unter einer Advanced Practice Nurse

> „eine examinierte Pflegekraft mit Grundausbildung (...), die Expertenwissen erworben hat, komplexe Entscheidungen treffen kann und über klinische Kompetenzen für eine erweiterte Pflegepraxis verfügt, wobei deren Merkmale vom Kontext und/oder Land bestimmt wird, in dem die Pflegekraft ihre Arbeitserlaubnis erworben hat. Als Zugangsvoraussetzung wird ein Mastertitel empfohlen.“[75]

Angesichts des breiten Einsatzspektrums haben sich in der Rollenentwicklung verschiedene Untergruppen von Advanced Nursing Practice gebildet. International werden hier am häufigsten Nurse Practitioner (NP) und Clinical Nurse Specialist (CNS) genannt, welche sich auf verschiedenen Praxisdomänen beziehen. Auch wenn Nurse Practitioner häufig als Generalisten beschrieben werden und CNS sich auf ein Fachgebiet oder eine Erkrankung spezialisiert haben, findet sich international keine einheitliche Verwendung dieser Begriffe.[76]

Für den Vergleich werden Praxisbeispiele übernommen, die für die Entwicklung des Konzeptes im Gesundheitszentrum hilfreich erscheinen. Die nachfolgend vorgestellten Praxismodelle stellen lediglich einen kleinen Ausschnitt aus der Pflegepraxis im nationalen und internationalen Rahmen und erheben keinen Anspruch auf Vollständigkeit.

4.3.1 Umsetzung in Deutschland

Akademisch ausgebildetes Pflegepersonal wird im Rahmen verschiedener Modelle und in unterschiedlicher Tiefe in die

---

[75] ICN 2002 nach Schober und Affara 2008, S. 51
[76] vgl. Schober und Affara 2008, S. 89-93

Pflegepraxis eingebunden, so dass sich auch hier alleine im deutschsprachigen Raum ein heterogenes Bild an Möglichkeiten ergibt. In den vergangenen Jahren hat die Entwicklung rasant zugenommen. Es finden sich in der Literatur Modelle der dualen Führung einer Station, die Implementierung von Pflegeexperten sowie das Modell der Gleichstellung, bei dem Bachelorabsolventen wie schulisch ausgebildetes Pflegepersonal eingesetzt werden.[77] Nach Empfehlung des VPU werden in Universitätskliniken Bachelorabsolventen wie traditionell ausgebildete Pflegefachkräfte in der Praxis eingesetzt. Nach ausreichender Berufserfahrung können sie Prozessverantwortung für komplexe Fälle übernehmen, sich zu einem Thema spezialisieren und Aufgaben in der Praxisentwicklung übernehmen. Neben dem stationsbezogenen Einsatz ist auch ein bezugspflegerischer Personalpool möglich.[78] Allgemein ist die Quote der tertiär ausgebildeten Pflegenden in der deutschen Pflegepraxis gering. Im Jahr 2015 wurde von dem Netzwerk Pflegeforschung des VPU eine standardisierte Befragung aller deutschen Universitätskliniken und Medizinischen Hochschulen zum Einsatz akademisch ausgebildeter Pflegepersonen durchgeführt, bei der eine Rücklaufquote von 75% erreicht werden konnte. Hier konnte eine Quote von 1% hochschulisch ausgebildeter Pflegenden im direkten Patientenkontakt ermittelt werden.[79]

Während Bachelorabsolventen häufiger in der Pflegepraxis zu finden sind, stellen höhere akademische Abschlüsse eher eine Seltenheit dar. Pflegefachpersonen auf Masterniveau sind im Praxisfeld als Pflegeexperten APN eingesetzt. Laut dem Deutschen Netzwerk für ANP/APN finden sich in zwei deutschen Kliniken, dem Universitätsklinikum Freiburg und dem Florence Nightingale Krankenhaus in Düsseldorf, Pflegeexperten in der direkten Patientenversorgung.[80] Möglicherweise gibt es in weiteren Kliniken Ansätze zur Implementie-

[77] vgl. Andree 2013, S. 22ff

[78] vgl. Verband der Pflegedirektorinnen und Pflegedirektoren der Universitätskliniken und Medizinischen Hochschulen Deutschlands 2016, S. 19-20

[79] vgl. Verband der Pflegedirektorinnen und Pflegedirektoren der Universitätskliniken und Medizinischen Hochschulen Deutschlands 2016, S. 12

[80] vgl. Schwerdt 2015, S. 28

rung klinischer Pflegeexperten, diese werden aufgrund der unzureichenden Datenlage jedoch nicht berücksichtigt.

Das Universitätsklinikum Freiburg hat bereits im Jahr 2000 mit der Entwicklung der Pflegeexpertenrolle begonnen.[81] Die Pflegeexperten APN sind Gesundheits- und Krankenpfleger mit mehrjähriger Berufserfahrung, einem Hochschulstudium und verfügen über Spezialistenkenntnisse im jeweiligen Fachgebiet. Durchschnittlich 50% der Arbeitszeit findet in der direkten Betreuung definierter Patientengruppen statt. Die Aufgaben umfassen hier die Durchführung eines Konsiliardienstes, die Edukation und Beratung von Patienten und Angehörigen. Eine weitere Zielgruppe der Pflegeexperten sind die Pflegenden. Diese erhalten Beratung, Unterstützung und Begleitung in komplexen Pflegesituationen sowie bei der fachlichen Weiterentwicklung im Rahmen von innerbetrieblichen pflegefachlichen Fortbildungen und Praxisbegleitungen. Im Bereich der Qualitätssicherung und Qualitätsentwicklung beteiligen sich die Pflegeexperten APN an der Entwicklung, Implementierung und Evaluation von Standards und innovativer Konzepte und leiten entsprechende Arbeitsgruppen. Durch das Hinterfragen bestehender Pflegepraktiken tragen sie maßgeblich zum Theorie-Praxis-Transfer bei. Im Rahmen der Pflegeforschung sorgen sie für eine Integration einzelner Projekte in die Pflegepraxis und wirken in diesen aktiv mit. Weitere Aufgabenfelder sind die Vernetzung, sowohl interdisziplinär als auch zu Studienstandorten der Pflegewissenschaft, und die Öffentlichkeitsarbeit. Des Weiteren beraten die Pflegeexperten APN das Management in pflegefachlichen Angelegenheiten.[82]

Das Florence-Nightingale-Krankenhaus in Düsseldorf beschäftigt seit 2010 Pflegeexperten APN. Auch in Düsseldorf unterstützen die Pflegeexperten APN die Pflegenden sowie das Management fachlich und forcieren die Theorie-Praxis-Vernetzung, um die Profession Pflege weiter zu entwickeln.[83] Als Schwerpunkt werden *„erweiterte pflegerische Interventionen in der klinischen Versorgung von Patienten“*[84] gese-

[81] vgl. Ullmann et al. 2015, S.16
[82] vgl. Mendel und Feuchtinger 2009
[83] vgl. Ullmann et al. 2015, S. 16
[84] Ullmann et al. 2015, S. 16

hen. Zu diesen gehören die Beratung von Patienten und Angehörigen wie auch von Pflegenden sowie die Koordination einer sektorenübergreifenden Versorgung. Neben den direkten Interventionen an und mit den Leistungsempfängern werden sogenannte APN-Teams eingesetzt.[85] Ullmann und Ullmann empfehlen den Aufbau von APN-Teams, um den Aktionsraum der Pflegeexperten APN zu erweitern. Die Leitung der APN-Teams unterliegt einem Pflegeexperten APN. Mitglied dieser Teams können Pflegende mit einer 3-jährigen Ausbildung und ggf. einer weiteren Qualifizierung sein.[86] Ziel ist es, im pflegerischen Team eine Kompetenzerweiterung sowie eine kontinuierlichere Durchführung der Interventionen zu erreichen. Die Mitglieder des APN-Teams werden durch die Pflegeexperten APN befähigt, die Interventionen entsprechend bei den Leistungsempfängern durchzuführen.[87]

4.3.2 Blick über den Tellerrand – Entwicklungen im internationalen Raum

Wie bereits zuvor beschrieben, findet die grundständige pflegerische Ausbildung im internationalen Vergleich auf verschiedenen Niveaus statt und der Einsatz von Hochschulabsolventen in der Pflegepraxis ist in vielen Ländern übliche Praxis.[88] Diese Tatsache erschwert den internationalen Vergleich, weshalb sich in diesem Fall auf die Implementierung von Pflegenden mit Masterabschluss im Rahmen von Advanced Nursing Practice beschränkt wird. Aufgrund der unterschiedlichen Strukturen im Gesundheitswesen sind die Modelle nicht immer auf das deutsche Gesundheitswesen übertragbar. Nachfolgend werden beispielhaft Praxismodelle einiger Länder angeführt, die relevant für die Entwicklung der Rolle im Gesundheitszentrum Glantal erscheinen. Neben einem kurzen Blick in den skandinavischen und angelsächsischen Raum werden die Niederlande und die Schweiz als Beispiel angeführt. Die Ausführungen erheben keinen Anspruch auf Vollständigkeit, sondern dienen der Profilbildung für das nachfolgende Konzept.

---

[85] vgl. Ullmann et al. 2015, S. 16

[86] vgl. Ullmann und Ullmann 2015, S. 26

[87] vgl. Ullmann et al. 2015, S. 16

[88] vgl. Bundesministerium für Bildung und Forschung (BMBF) 2014, S. 52

Advanced Nursing Practice ist im angelsächsischen Raum und in den skandinavischen Ländern bereits seit vielen Jahren etabliert.[89] APNs in den USA blicken auf die längste Entwicklungszeit zurück und haben einen großen Handlungsspielraum in der Diagnostik, Behandlung und Therapie, zu dem zum Beispiel auch die Verordnung von Medikamenten gehört. Das Aufgabengebiet umfasst neben der direkten klinischen Pflege, dem Assessment und Anamnese, der Diagnostik und Beratung auch Aufgaben in der Forschung, in der Ausbildung und im Management. APNs agieren als Case Manager und übernehmen hier die Gate-Keeper-Funktion, indem sie mit anderen Professionen zusammenarbeiten und Überweisungen vornehmen.[90] In Schweden, Finnland und Großbritannien werden Patienten mit verschiedenen Krankheitsbildern in pflegegeführten Kliniken, sogenannten Nurse-led Clinics, betreut.[91]

Advanced Nursing Practice ist in den Niederlanden im Vergleich der USA noch recht jung, hat jedoch bereits in kurzer Zeit eine enorme Entwicklung erlebt (vgl. Abbildung 5).[92] Auch hier werden APNs zur Stärkung der Versorgungskontinuität eingesetzt, was neue Karrieremöglichkeiten für Pflegende eröffnet. Im Jahr 2003 wurde von Hausärzten mit Unterstützung verschiedener Steakholder das Projekt „Nurse Practitioner in general practice“ initiiert, in dessen Rahmen ein neues Pflegemodell etabliert und ein Ausbildungsprogramm für Nurse Practitioner, einer Unterrolle des Advanced Practice Nursing, entwickelt wurde. Ziel des Projektes war die Entlastung der Hausärzte durch Pflegende, die die Versorgung einfachen, geringfügigeren Beschwerden übernehmen und den Hausärzten so mehr Zeit und Aufmerksamkeit für die komplexeren Erkrankungen bleibt.[93] In einem Modell in Maastricht übernehmen speziell in der Diabetesversorgung ausgebildete Pflegeexperten die Betreuung der Patienten inklusive der Dosierung und Verschreibung der entsprechenden

---

[89] vgl. Ullmann et al. 2015, S. 8; Sachs 2007, S. 105

[90] vgl. Sachs 2007, S. 106-109

[91] vgl. Panfil und Sottas 2009, S. 13

[92] vgl. ter Maten-Speksnijder et al. 2014, S. 45-46

[93] vgl. Dierick-Van Daele 2010, S. 11; Dierick-Van Daele et al. 2010, S. 234

Medikamente.[94] Sachs beschreibt im Jahr 2007 eine Delegation von speziellen medizinischen Aufgaben.[95] Bereits im Jahr 2010 wird im Health System Review der Niederlande von der Substitution berichtet.[96] Die Aufgaben umfassen die Organisation und Koordination der Versorgung im Rahmen von Case Management, der Anamnese und körperlichen Untersuchung, der Diagnostik und sowie der Interpretation der Laborwerte. Edukation, Aufklärung und Beratung von Patienten und Pflegenden sowie die Gesundheitsförderung und -fürsorge sind ebenfalls im Tätigkeitsfeld der APNs zu finden wie die Praxisentwicklung. Nurse Practitioner dienen als Erst-Ansprechpartner für die Patienten.[97] Die Rolle der Nurse Practitioner in den Niederlanden orientiert sich am CANMEDS-System und wurde durch den Niederländischen Berufsverband der Pflegekräfte definiert.[98] Sowohl die Aufgabenbereiche der Advanced Practice Nurse, benannt als Nurse Practitioner, als auch die Orientierung am CANMEDS-System bildet die enge Zusammenarbeit der Pflegenden mit den Medizinern ab. Auch wenn die Rolle in den Niederlanden als Nurse Practitioner benannt ist, finden sich hier ebenso Merkmale einer Clinical Nurse Specialist. Roodbol beschreibt hierzu treffend, dass es nur *„eine Domäne: die des kranken Menschen"* gibt.[99]

[94] vgl. Geithner, Luise, Arnold, Doris et al. 2016, S. 29
[95] vgl. Sachs 2007, S. 111-112
[96] vgl. Schäfer et al. 2010, S. 131
[97] vgl. Sachs 2007, S. 111-112; V&VN VS 2015 S. 1-2
[98] vgl. Hamric et al. 2014, S. 134; V&VN VS 2015, S. 1-2
[99] Roodbol, S. 4 nach Schober und Affara 2008, S. 90

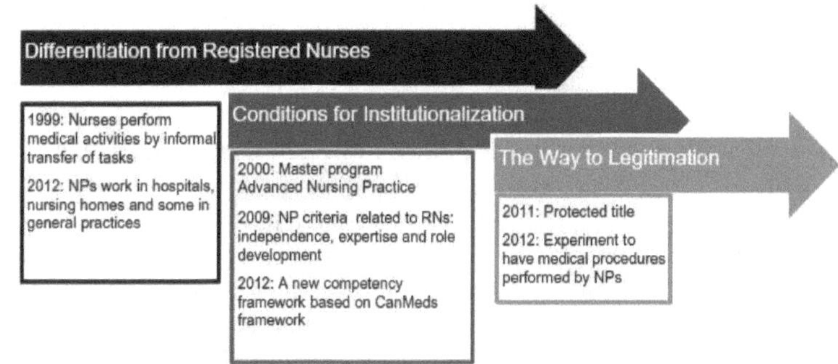

Abbildung 5: ANP Entwicklung in den Niederlanden[100]

In der Schweiz ist Advanced Nursing Practice in erster Linie in der Rolle des Clinical Nurse Spezialist, die sich auf eine spezielle Patientengruppe fokussiert, präsent. Die Rolle des Nurse Practitioners steht aufgrund vergleichbarer Rahmenbedingungen wie in anderen Ländern ebenfalls zur Diskussion.[101] In den Solothurner Spitälern sind die Pflegeexperten sowohl als Spezialisten, als auch als Generalisten eingesetzt. Ihr Anteil in der direkten Pflegepraxis ist mit ca. 25% ihrer Arbeitszeit relativ gering. Hier betreuen sie ausgewählte Patienten mit komplexen Fragestellungen. Am Ende des Dienstes findet eine Fallbesprechung statt, in der der Pflegeexperte verbindliche Empfehlungen zur weiteren pflegerischen Versorgung ausspricht.[102]

> „Die kontinuierliche Unterstützung von Patienten, Angehörigen und pflegerischen Kollegen ist eine der Hauptaufgaben der Pflegeexperten."[103]

Ein weiteres, in der Schweiz zentrales Arbeitsfeld der Pflegeexperten ist die Praxisentwicklung, die interprofessionell ausgerichtet ist und von Pflegeexperten geleitet wird. Die interprofessionelle Ausrichtung wird von den Ärzten geschätzt und

[100] Quelle: ter Maten-Speksnijder et al. 2014, S.46
[101] vgl. Mahrer-Imhof et al. 2012, S. 10
[102] vgl. Barandun Schäfer et al. 2011, S. 8
[103] Rothfuß 2016, S. 25

trägt zur Zusammenarbeit und Kommunikation bei.[104] Die Anzahl an entsprechend ausgebildeten Pflegeexperten kann den Bedarf in der Pflegepraxis nicht decken. Aus diesem Grund wurde der Ansatz der ANP-Teams geschaffen, um eine Entwicklung in Richtung ANP anzustoßen.[105] Diese Teams werden von einem Pflegeexperten geleitet und sind mit Pflegenden der unterschiedlichen Ausbildungsniveaus besetzt.[106] Im Universitätskinderspital Zürich wurde die Zusammensetzung der ANP-Teams weiterentwickelt. Diese bestehen nun aus zwei Teams. Einem Konzeptteam, welches die inhaltliche Bearbeitung des Themas übernimmt und mit hochschulisch ausgebildeten Pflegekräften besetzt ist. In den Klinikteams finden sich grundständig ausgebildete Mitarbeiter, die in der Praxis sich durch eine hohe Akzeptanz bei den Kollegen auszeichnen und so zur Implementierung des Konzeptes in die Praxis beitragen.[107] Auch in der Schweiz wird über Nurse-led Care berichtet, welches jedoch divergent ausgestaltet ist. Im Kantonspital Aarau wird die pflegegeleitete Betreuung durch sogenannte *„Champions“*[108] durchgeführt, welche als *„erfahrene Pflegefachperson, die sich besonders für das Gelingen des NLC einsetzen“*[109], beschrieben werden. Das Modell stützt sich auf die Delegation von Tätigkeiten[110] und erfüllt nicht die Kriterien von ANP. Im Universitätsspital Basel hingegen findet sich die pflegegeleitete Betreuung im Rahmen des Advanced Nursing Practice auf Master- und Doktoratsebene wieder.[111]

4.3.3 Gegenüberstellung und Diskussion

Im internationalen Vergleich zeigen sich bei der Entwicklung neuer Rollen im Gesundheitswesen starke Parallelen. In den meisten Ländern führte ein Mangel an Medizinern mit einer drohenden Versorgungslücke zu der Einführung von Advanced Nursing Practice. Auch in Deutschland wird, im Besonde-

[104] Barandun Schäfer et al. 2011, S. 8
[105] vgl. Ullmann-Bremi et al. 2011, S.21
[106] vgl. Ulrich et al. 2010, S. 404
[107] vgl. Ullmann-Bremi et al. 2011, S. 25
[108] Schäfer-Keller 2012, S. 15
[109] Schäfer-Keller 2012, S. 15
[110] vgl. Schäfer-Keller 2012, S. 14
[111] vgl. Universitätsspital Basel, siehe Anhang, S. 89

ren außerhalb der Ballungszentren, dieser Mangel prognostiziert.[112] Ein weiterer Beweggrund sind die verschärften Rahmenbedingungen im Gesundheitswesen. Der ökonomische Druck steigt, so dass neue Modelle und Prozessoptimierungen nötig sind. Die Entwicklungen im deutschen Gesundheitswesen verlaufen trotz dieses Drucks sehr schleppend. Bachelorabsolventen werden vereinzelt in der Praxis eingesetzt, wobei ihnen oft nicht der nötige Freiraum zur Entfaltung ihrer Kompetenzen gegeben wird. Um Problemstellungen auf Grundlage des aktuellen wissenschaftlichen Stands zu bearbeiten, müssen die Rahmenbedingungen zwingend gegeben sein. Der Implementierungsgrad von Masterabsolventen zeigt noch stärkeren Handlungsbedarf auf. Zehn Jahre nach dem Start des ersten ANP-Studienganges, der Pflegende auf Masterniveau zu einer erweiterten Pflegepraxis befähigt, ist das Modell erst in zwei deutschen Kliniken eingeführt.[113] Während in angelsächsischen und skandinavischen Ländern die erweiterte Pflegepraxis mit einer Übernahme von neuen Aufgabenfeldern umfassend implementiert wurde, sind in keiner der beiden deutschen Kliniken Bestrebungen diesbezüglich zu erkennen.[114] Und das, obwohl vom Sachverständigenrat bereits 2007 eine entsprechende Empfehlung zur größeren Handlungsautonomie der Pflege, unter anderem mit einer Verordnungsfähigkeit,[115] herausgegeben wurde und der Gesetzgeber durch die Richtlinie zur Übertragung ärztlicher Tätigkeiten auf Pflegende bereits erste Weichen gestellt hat.[116] Nun sind Vergleiche mit den Gesundheitssystemen in den genannten Ländern nicht so leicht anzustellen. Bereits bei der grundständigen Ausbildung in der Pflege lassen sich Unterschiede erkennen. Richtet man sein Augenmerk auf vergleichbare Strukturen, findet man diese in unseren Nachbarländern.

[112] vgl. Sachverständigenrat zur Begutachtung der Entwicklung im Gesundheitswesen 2014, S. 345; Koalitionsvertrag 2005, S. 89

[113] vgl. Ullmann et al. 2015, S. 16

[114] vgl. Mendel und Feuchtinger 2009; Ullmann et al. 2015, S. 16, Florence Nightingale Krankenhaus Düsseldorf, siehe Anhang S. 69-77 ; Uniklinik Freiburg, siehe Anhang, S. 78-88

[115] vgl. Sachverständigenrat zur Begutachtung der Entwicklung im Gesundheitswesen 2007, S. 23-24

[116] vgl. Gemeinsamer Bundesausschuss

Exemplarisch wird im Folgenden auf Praxisbeispiele der Schweiz und der Niederlande eingegangen.

Auch in der Schweiz, in der die ANP-Entwicklungen zugegebenermaßen etwas weiter vorangeschritten, aber kein flächendeckendes Phänomen ist, findet man Pflegeexperten APN derzeit nur mit klinischer Spezialisierung und nicht mit erweiterten Kompetenzen im Rahmen einer Substitution vor.[117] Der Fokus ist stark auf die Praxisentwicklung, Beratung und Schulung gerichtet.[118] Dieses sind lediglich Bestandteile von ANP. Die Niederlande hingegen haben in den vergangenen Jahren eine rasante Entwicklung im Gesundheitswesen mitgemacht. Mit vergleichbaren Strukturen bilden niederländischen Nachbarn aktuell ein umfassendes Bild von Advanced Nursing Practice ab, welches größtenteils den ANP-Merkmalen des ICN (Abbildung 6) entspricht.[119] In diesem Vergleich zeigt sich, dass die pflegerische Handlungsautonomie im deutschen Gesundheitswesen sehr eingeschränkt ist. Pflegende sind nicht mit entsprechenden Befugnissen ausgestattet, um die ANP-Rolle umfassend zu erfüllen.[120]

117 vgl. Mahrer-Imhof et al. 2012, S. 10

118 vgl. Barandun Schäfer et al. 2011, S. 7; Frei, A., Massarotto, Paola et al. 2012, S. 110; Panfil und Sottas 2009; Schober und Affara 2008, S. 65

119 vgl. Dierick-Van Daele 2010; Dierick-Van Daele et al. 2010; Geithner, Luise, Arnold, Doris et al. 2016; Panfil und Sottas 2009; Sachs 2007; Schäfer et al. 2010; Schober und Affara 2008; Turris et al. 2005; V&VN VS 2015

120 vgl. DBFK 2013, S. 18

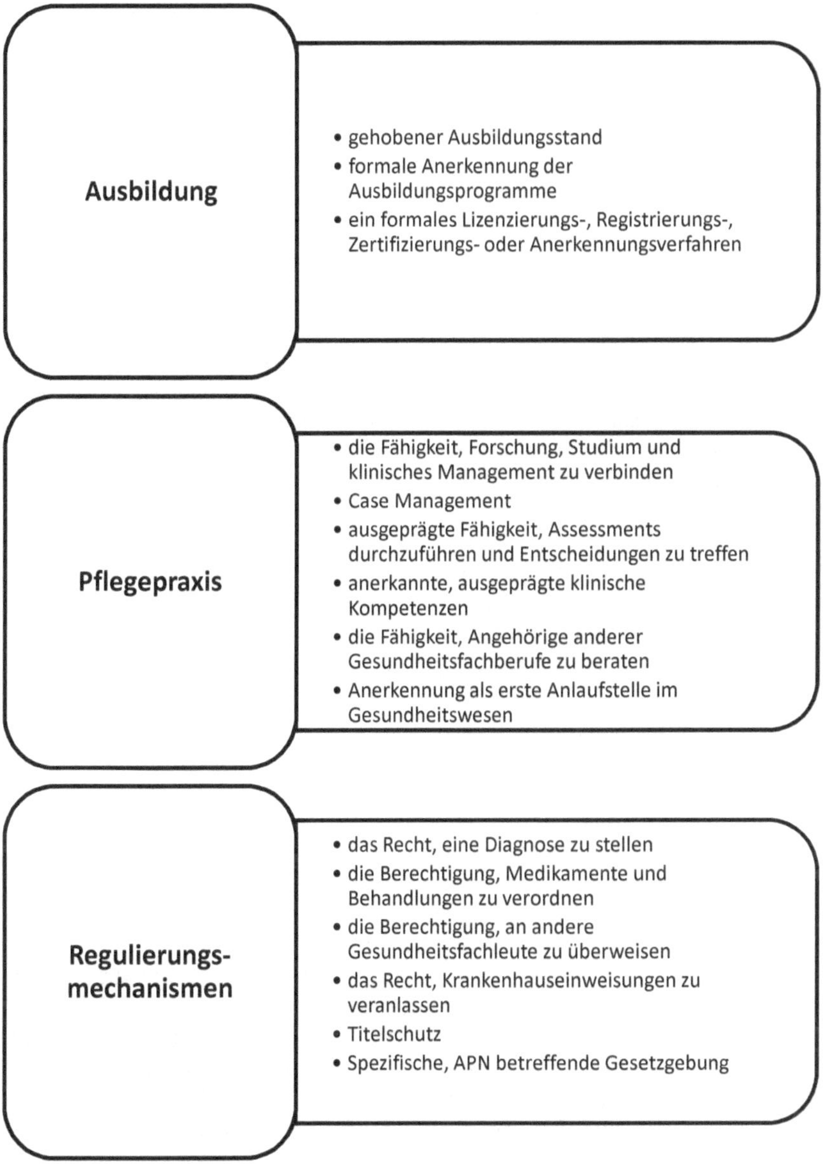

Ausbildung

- gehobener Ausbildungsstand
- formale Anerkennung der Ausbildungsprogramme
- ein formales Lizenzierungs-, Registrierungs-, Zertifizierungs- oder Anerkennungsverfahren

Pflegepraxis

- die Fähigkeit, Forschung, Studium und klinisches Management zu verbinden
- Case Management
- ausgeprägte Fähigkeit, Assessments durchzuführen und Entscheidungen zu treffen
- anerkannte, ausgeprägte klinische Kompetenzen
- die Fähigkeit, Angehörige anderer Gesundheitsfachberufe zu beraten
- Anerkennung als erste Anlaufstelle im Gesundheitswesen

Regulierungs-mechanismen

- das Recht, eine Diagnose zu stellen
- die Berechtigung, Medikamente und Behandlungen zu verordnen
- die Berechtigung, an andere Gesundheitsfachleute zu überweisen
- das Recht, Krankenhauseinweisungen zu veranlassen
- Titelschutz
- Spezifische, APN betreffende Gesetzgebung

Abbildung 6: ICN-Merkmale nach einer Advanced Practice Nurse[121]

[121] In Anlehnung an: ICN 2002 zitiert nach Schober und Affara 2008, S. 64

Interessant am Beispiel der Niederlande ist die Tatsache, dass bei dem Projekt „Nurse Practitioner in General Practice“ die treibende Kraft von Hausärzten ausging. In Deutschland dürfte eine große Hürde bei der Entwicklung neuer Modelle unter Berücksichtigung einer Neuverteilung der Aufgaben wohl durch die Ärzteschaft geschaffen werden. Sachs beschreibt die *„gesetzlich fixierte Dominanz der Ärzteschaft in sämtlichen Bereichen der Krankenbehandlung“*[122]. Im Vergleich zu den Medizinern ist der Einfluss von Pflegeorganisationen auf politische Entscheidungen sehr gering. Hier ist die Pflege jedoch auf dem Vormarsch.[123] 2016 wurde die erste Pflegekammer Deutschlands gegründet. Nach der Landespflegekammer Rheinland-Pfalz haben bereits weitere Pflegekammern ihre Arbeit aufgenommen oder sind im Aufbau. Im Besonderen durch das Vorhaben zur Gründung einer Bundespflegekammer zeichnet sich eine weitere positive Entwicklung ab, die eine Einflussnahme der Pflege bei politischen Entscheidungen ermöglicht. Aber auch in der eigenen Berufsgruppe, der Pflege, gibt es Vorbehalte zu den Rollen und möglichen Tätigkeiten. Im Besonderen bei Aufgaben im Rahmen von Körperuntersuchungen und Techniken wie Palpation, Perkussion und Auskultation sind die Meinungen gespalten.[124]

Um die Outcomes, die ANP erzielen kann voll auszuschöpfen, sollte auch in Deutschland die Implementierung eines umfassenden ANP-Modells in Betracht gezogen werden.

4.4 Zwischenfazit im Kontext des Gesundheitszentrums Glantal

Durch die mitgebrachten Kompetenzen eignen sich **Bachelorabsolventen**, nachfolgend als **Pflegeexperten** bezeichnet, zum Einsatz im Arbeitsbereich einer Station. Hier können diese die schulisch ausgebildeten Pflegekräfte fachlich bei der Betreuung komplexer Fälle unterstützen und durch ihre Mitarbeit im Stationsteam die Reflexionsfähigkeit der Kollegen fördern. Sie erkennen Probleme und tragen zur Lösung bei. Pflegeexperten auf Bachelorniveau übernehmen die Verantwortung zum zielorientierten Einsatz von Standards und Leitlinien, bei Bedarf können diese durch die Pfle-

[122] Sachs 2007, S. 113

[123] vgl. Sachs 2007, S 113-114

[124] vgl. DBFK 2013, S. 18

geexperten begründet angepasst werden. Auf Stationsebene sind sie Verantwortlich für die Qualitätssicherung, erheben Kennzahlen zur Pflegequalität und implementieren klinikweite Konzepte in den Arbeitsbereich. Im Bereich der Führung übernehmen sie als Pendant der Stationsleitung die fachliche Verantwortung für die Umsetzung einer evidenzbasierten Pflege auf Station. Im Bereich des Projektmanagements wirken Pflegeexperten mit und sind Teil der Pflegeexpertenkommission. Pflegeexperten arbeiten zu 75% im Stationsalltag mit. 25% ihrer Arbeitszeit ist für Literaturrecherchen und Konzeptarbeit vorgesehen.

Für den Einsatz von **Masterabsolventen** als **Pflegeexperten APN** bieten sich im Gesundheitszentrum verschiedene Handlungsfelder an. Zum einen ist die Praxisentwicklung ein sehr großer Themenbereich, der ergänzend zu den Kompetenzen der Bachelorabsolventen abzudecken ist, zum anderen gehören die Patienten als Leistungsempfänger zu der zentralen Zielgruppe. Im Rahmen der Praxisentwicklung sind Aufgaben wie die Konzeptentwicklung, Projektleitung, Praxisforschung und Wissensvermittlung zu erfüllen. Die Aufgaben in der erweiterten Pflegepraxis, also in der direkten Patientenversorgung, umfassen die Beratung und Edukation und können bis zur eigenverantwortlichen Betreuung spezifischer Patientengruppen reichen. Die im Jahr 2008 geschaffene Möglichkeit zur Übertragung ärztlicher Tätigkeiten auf Pflegende[125] sollte als Chance genutzt werden, die Behandlungsprozesse zu optimieren und im Rahmen von Modellvorhaben das Outcome für Patienten, aber auch an der Behandlung beteiligter Berufsgruppen zu erhöhen. Bei der Analyse der Prozesse sollte das Blickfeld nicht nur auf die im §63 SGB festgelegten Tätigkeiten liegen, sondern offen an Optimierungsmöglichkeiten rangegangen werden. Der Sachverständigenrat gibt hier eine gute Richtschnur vor. Er schreibt,

> „Leistungen sind stets dort zu erbringen, wo dies mit den jeweils geringsten Ressourceneinsatz bei zumindest gleichbleibender Versorgungsqualität möglich ist.“[126]

---

125 vgl. Gemeinsamer Bundesausschuss

126 Sachverständigenrat zur Begutachtung der Entwicklung im Gesundheitswesen 2007, S. 16

Als Beispiel kann hier die Niederlande angeführt werden, bei denen sich durch die Einführung von Pflegeexperten die Aufgaben an den Bedarfen orientiert. Auch diese Empfehlung wurde bereits 2007 vom Sachverständigenrat unter den Stichwort *„Poolkompetenzen"*[127] getroffen. Turris, Smith und Gillrie merken in diesem Zusammenhang aber auch an

> „that the value of the NP role lays not so much in the role functions that overlap, as in the role functions that are unique". [128]

Die Frage lautet also nicht nur, was Pflegende ebenso gut wie Mediziner durchführen können, sondern

> „was können Pflegende besser als andere?"[129]

Die erweiterte Pflegepraxis bedeutet somit nicht die bloße Übernahme von ärztlichen Leistungen sondern orientiert sich am originären pflegerischen Handlungsfeld.[130] Pflege legt nicht den Fokus auf die Funktionsstörung und die entsprechende Krankheit, sondern bezieht die Konsequenzen auf die gesamte Lebenswelt des Menschen mit in das Handeln ein.[131] Durch die besondere Struktur im Gesundheitszentrum Glantal, der engen Verknüpfung ambulanter und stationärer Angebote, bietet sich ein weiteres Arbeitsfeld: die transsektorale Versorgung.

Zusammenfassend lassen sich demzufolge drei große Aufgabenfelder bei der Entwicklung einer umfassenden ANP-Rolle ableiten:

- Praxisentwicklung
- Erweiterte Pflegepraxis mit Substitution und Allokation von Aufgaben innerhalb des stationären Settings
- Sektorenübergreifende, erweiterte Pflegepraxis mit Substitution/Allokation von Aufgaben

Diese Aufgabenneuverteilungen erfordern neben der rechtlichen Prüfung auch eine Bereitschaft der Veränderung und

---

[127] Sachverständigenrat zur Begutachtung der Entwicklung im Gesundheitswesen 2007, S. 25

[128] Turris et al. 2005, S. 147

[129] Gaidys 2011, S. 17

[130] vgl. DBFK 2013, S. 28; vgl. Gaidys 2011, S. 17

[131] vgl. Gaidys 2011, S. 17

ganz besonders Geduld. Während in den Niederlanden der Entwicklungsprozess bis zur Verordnungsfähigkeit von Medikamenten durch Pflegeexperten sieben Jahre dauerte, benötigte Großbritannien über 20 Jahre. [132]

Zur Entwicklung einer umfassenden ANP-Rolle im deutschen Gesundheitswesen bedarf es mehr als die Ziele und Visionen einzelner Akteure aus der Pflege. Hierfür ist

> „eine Bündelung der Aktivitäten, ein langer Atem und eine sukzessive Vorgehensweise erforderlich“[133].

Insbesondere bei der Aufgabenneuverteilung von Tätigkeiten ist mit Widerständen, unter anderem durch Unsicherheiten der betroffenen Berufsgruppen zu rechnen. Um hier einzugreifen ist eine Umsetzung in Modellvorhaben sinnvoll, in Zusammenarbeit mit allen am Prozess beteiligten Akteuren und mit Rückhalt starker Steakholder aus der obersten Leitung und der Politik.

Angesichts dessen wird sich im ersten Schritt und der vorliegenden Arbeit auf die Praxisentwicklung und die erweiterte Pflegepraxis, wie sie nach derzeitigem Stand ohne große Hindernisse umsetzbar ist, konzentriert. Die weiterführende Entwicklung wird über Modellprojekte angestrebt.

---

[132] DBFK 2013, S. 26

[133] Sachs 2007, S. 114

5 Evidenzbasierte Pflege im Gesundheitszentrum Glantal

Durch die Integration hochschulisch ausgebildeter Pflegefachkräfte in die direkte Patentenversorgung wird die Pflegepraxis evidenzbasiert ausgerichtet. Standards, Handlungsanweisungen und Prozesse werden hinterfragt und auf den aktuellen Stand der Wissenschaft angepasst.

5.1 Schlüsselrolle Pflegeexperten

Im Gesundheitszentrum Glantal werden akademisch ausgebildete Pflegekräfte verschiedener Ausbildungslevels eingesetzt. Die erste Stufe, basierend auf einem Bachelorstudium, bilden die *Pflegeexperten*. Advanced Practice Nurses, im Folgenden *Pflegeexperten APN* genannt, verfügen über einen Abschluss auf Masterniveau. Die Pflegeexperten beider Levels unterscheiden sich nicht nur aufgrund ihrer Ausbildung und Kompetenzen, sondern auch in ihren Aufgaben und Rollen im Team. Organisatorisch sind die Pflegeexperten beider Levels sowohl in der Pflegeexpertenkommission, als auch im Stationsteam verortet. Ihre Aufgaben sind durch die klinische Tätigkeit und die Praxisentwicklung gekennzeichnet.

5.1.1 Definition Pflegeexperten

Unter Pflegeexperten werden im Gesundheitszentrum Glantal Gesundheits- und Krankenpfleger mit Berufserfahrung und einem Bachelorabschluss im Bereich der Pflege verstanden. Ihr Handeln ist generalistisch ausgelegt und sie sind fest in ein Stationsteam integriert. Hier setzen sie eine evidenzbasierte Pflege um, übernehmen Prozessverantwortung, die fachliche Verantwortung für die Station und beteiligen sich an der Weiterentwicklung der Mitarbeiter. Im Rahmen von Einzelaufgaben (zum Beispiel Mitarbeit in Projektgruppen) können Pflegeexperten stationsübergreifend eingesetzt werden.

5.1.2 Definition Pflegeexperte APN

Für das Gesundheitszentrum Glantal dient die Definition des International Council of Nurses[134] als Grundlage, wurde jedoch auf die spezifischen Gegebenheiten angepasst:

> Ein Pflegeexperte APN (Advaced Practice Nurse) ist eine Pflegefachperson, die sich Expertenwissen, die Fähigkeit für Entscheidungskompetenzen in komplexen Pflegesituationen sowie klinische Expertise in der erweiterten Pflegepraxis erworben hat und in mindestens 50% ihrer regulären Arbeitszeit direktem Patientenkontakt arbeitet. Ein Masterabschluss in einem praxisorientierten Pflegestudiengang wird vorausgesetzt.

[134] Definition ICN: Nurse Practitioner / Advanced Practice Nursing: „A Nurse Practitioner/Advanced Practice Nurse is a registered nurse who has acquired the expert knowledge base, complex decision-making skills and clinical competencies for expanded practice, the characteristics of which are shaped by the context and/or country in which s/he is credentialed to practice. A master level degree is recommended for entry level." siehe Anhang, S. 68

5.1.3 Rollenbeschreibung nach dem CANMEDS-Framework

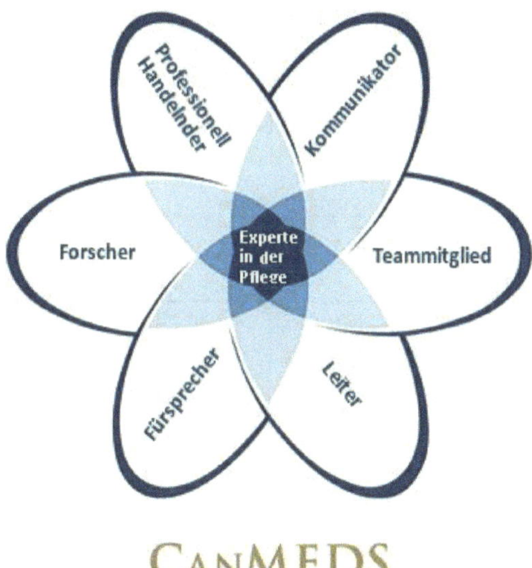

Abbildung 7: CANMEDS Modell, adaptiert auf die Pflege[135]

Pflegeexperten und Pflegeexperten APN nehmen mehrere Rollen in der Behandlung und Betreuung von Patienten ein. Im Rahmen von Advanced Nursing Practice werden verschiedene Subrollen beschrieben, die auch zum CANMEDS-Framework eine große Affinität aufweisen. In

Tabelle 2 wurde versucht, die Subrollen nach Hamric und dem Deutschen Netzwerk Advanced Nursing Practice den Rollen des CANMEDS-Framework zuzuordnen. Für die Rolle des Consultation/Berater findet sich im CANMEDS-Framework keine explizite Beschreibung. In den Rollen der Pflegeexperten und Pflegeexperten APN des Gesundheitszentrums finden sich die beratenden Funktionen unter der Rolle des Kommunikators wieder.

[135] In Anlehnung an: Frank et al. 2015, S. 5

Tabelle 2: Gegenüberstellung der Rollen nach dem CANMEDS-Framework und ANP[136]

CANMEDS-Framework	ANP-Rolle nach Hamric	ANP-Rolle nach dem deutschen Netzwerk für ANP & APN g.e.V.
Expert of ... (Experte in...)	Direct clinical practice Graduate education	Praktiker Masterabschluss
Communicator (Kommunikator)		
Collaberator (Teammitglied)	Collaberation	
Leader (Leiter)	Leadership Guidance and coaching	Leiter Lehrer
Health Advocate (Fürsprecher)		
Scholar (Forscher)	Evidence-based practice	Forscher
Professional (Professionell Handelnder)	Ethical decision making	Vertreter der Berufsgruppe
	Consultation	Berater

136 in Anlehnung an: Deutsches Netzwerk ANP & APN g.e.V. 2011, S. 39; Frank et al. 2015, S. 5; Hamric et al. 2014, S. 80

Experte in der Pflege

Die Rolle als Experte in der Pflege definiert sich in erster Linie an einer Tätigkeit in der direkten, klinischen Pflege (Pflegeexperten mindestens 50%, Pflegeexperten mindestens 75% ihrer Arbeitszeit) sowie einer praxisorientierten Ausbildung auf Hochschulniveau. Pflegeexperten verfügen über einen Bachelorabschluss, Pflegeexperten APN über einen Masterabschluss. Berufserfahrung ist bei beiden Positionen Voraussetzung. Sie sind verantwortlich für eine hohe Qualität in der pflegerischen Versorgung und übernehmen Verantwortung in der Patientensicherheit und Qualitätssicherung, erkennen Problemfelder und tragen zur Problemlösung bei.

Pflegeexperten sind generalistisch ausgerichtet. Ihr berufliches Handeln ist theoretisch fundiert. Sie können sich in den aktuellen wissenschaftlichen Stand einarbeiten und wenden dieses Wissen in der Praxis an. Standards, Handlungsleitlinien und Assessments werden zielorientiert eingesetzt und bei begründetem Bedarf angepasst. Ressourcen werden erkannt, formuliert und nach aktuellem wissenschaftlichem Stand gestärkt. Als Experte übernehmen sie die Prozesssteuerung bei komplexen Fällen im Rahmen des Pflegeprozesses.

Pflegeexperten APN arbeiten generalistisch, können jedoch in Teilbereichen spezialisiert sein. Das berufliche Handeln ist wissenschaftsorientiert ausgelegt. Sie verfügen über einen themenbezogenen Überblick nationaler und internationaler Standards, welchen sie zur eigenständigen Entwicklung neuer Standards, Handlungsleitlinien und Aufgabenfelder einsetzen. Komplexe Prozesse werden überblickt, Problemstellungen analysiert, bewertet und entsprechend vertreten. Durch ihre Expertise übernehmen sie die Fallsteuerung im Behandlungsprozess.

Kommunikator

Die Kommunikation ist eine zentrale Aufgabe der Pflegeexperten und Pflegeexperten APN und umfasst die Kommunikation mit den Leistungsempfängern und deren Umfeld, der Kommunikation mit Kollegen und anderen Gesundheitsberufen sowie der (Fach-) Öffentlichkeit und Politik. Sie bauen eine vertrauensvolle Beziehung mit dem Leistungsempfänger und deren Umfeld auf. Die Kommunikation ist wertschätzend. Relevante Informationen werden erkannt, im Rahmen des Pflegeprozesses beachtet und gezielt weitergeleitet. Fehler werden über vorgegebene Kommunikationswege gemeldet, was zur Sicherheitskultur im Unternehmen beiträgt.

Pflegeexperten sind teil multiprofessioneller und interdisziplinärer Besprechungen und vertreten hier fundiert die Ziele der Pflege. Sie führen Patienten- und Angehörigengespräche und leiten Patienten, Angehörige sowie Kollegen im pflegerischen Setting an. Pflegeexperten sorgen für eine angemessene Berichterstattung in- und extern.

Pflegeexperten APN nehmen eine zentrale und führende Rolle bei der Kommunikation im Behandlungsprozess, insbesondere bei interprofessioneller und interdisziplinärer Besprechungen ein. Sie verfügen über ausgeprägte Kommunikations-, Vermittlungs- und Beratungskompetenzen. Beratungen verschiedener Zielgruppen werden geplant und methodisch fundiert durchgeführt. Sie organisieren und leiten Patienten- und Angehörigengespräche und vermitteln im Sinne der Leistungsempfänger zwischen den Instanzen im Gesundheitswesen. Die Berichterstattung in- und extern ist angemessen, Richtlinien zur Dokumentation werden durch Pflegeexperten APN erarbeitet.

Teammitglied

Pflegeexperten sind Mitglied eines Teams verschiedener Akteure im Gesundheitswesen. Die Versorgung und Betreuung der Patienten ist ein gemeinschaftlicher Prozess, nachdem das Handeln ausgerichtet wird. Die Arbeit erfolgt interdisziplinär und interprofessionell. Das Handeln beruht auf Respekt und Vertrauen und einem gemeinsamen Ziel. Die Sicht der Pflege wird fundiert vertreten und hierbei auch diplomatisches Geschick eingesetzt.

Pflegeexperten verfügen über ein Verständnis der relevanten Bezugswissenschaften und der interprofessionellen Arbeit.

Pflegeexperten APN betrachten institutionelle Kontexte unter der Berücksichtigung relevanter Bezugswissenschaften.

Leiter

Pflegeexperten und Pflegeexperten APN nehmen eine Vorbildrolle ein. Durch die Trennung der fachlichen und disziplinarischen Führung im Pflegedienst obliegt den Pflegeexperten die Rolle der fachlichen Führung. Die durch die Pflegedirektion, die Leitung der Pflegeexpertenkommission und in der Pflegeexpertenkommission erarbeiteten Maßnahmen und Ziele werden auf den Verantwortungsbereich heruntergebrochen und umgesetzt.

Pflegeexperten übernehmen die fachliche Führung des Stationsteams. Mitarbeiter werden in der Praxis angeleitet und in ihrer Reflexionsfähigkeit unterstützt.

Pflegeexperten APN tragen Verantwortung für ihren Fachbereich. Mitarbeiter werden geschult und angeleitet. Die Wissensvermittlung in der Aus-, Fort-, und Weiterbildung ist methodisch fundiert.

Fürsprecher

Pflegende arbeiten eng und in intimen Bereichen mit den Patienten zusammen und erhalten so einen einzigartigen Blick auf die Lebensumstände und die Bedürfnisse der Patienten. Pflegeexperten und Pflegeexperten APN besitzen die Kompetenz die Bedürfnisse der Patienten zu formulieren und vor den weiteren Akteuren mit diplomatischem Geschick und Empathie zu vertreten. Sie beachten die Individualität, beziehen die Lebensumstände der Patienten mit ein und berücksichtigen diese bei der Ermittlung des Versorgungsbedarfs im Einzelfall.

Forscher

Die Arbeit der Pflegeexperten ist evidenzbasiert ausgelegt. Ein zentrales Aufgabenfeld ist die Praxisentwicklung, bei der je nach Qualifikationsniveau unterschiedliche Aufgaben übernommen werden.

Pflegeexperten verfügen über grundlegende Kenntnisse der Pflegewissenschaft, dessen Begriffe, Theorien, Modelle, Konzepte und Forschungsmethoden. Ihre Arbeit beruht auf Grundlage von fachlichen, professionellen, humanen Standards und empirischen Erkenntnissen. Weiterentwicklungsbedarf wird erkannt und aufgezeigt. Sie führen selbstständig

Literaturrecherchen durch und bewerten Quellen kritisch. Pflegewissenschaftliche Forschung wird begleitet und in begrenztem Umfang angeleitet durchgeführt. Konzepte werden in die Praxis implementiert.

Pflegeexperten APN besitzen umfassende Kenntnisse und ein vertieftes Verständnis der Pflegewissenschaft, wissenschaftlicher Grundlagen und Methoden. Diese Kenntnisse werden im entsprechenden Kontext eingeordnet sowie in pflegerelevanten Problemstellungen, zur Entwicklung neuer Aufgabenfelder und komplexer Lösungsstrategien angewendet und evaluiert. Sie Verfügen über umfangreiches Verständnis zu evidenzbasiertem Pflegehandeln. Pflegeexperten APN geben innovative Impulse. Sie führen Praxisforschung durch und übernehmen eigenständig die Steuerung und Leitung von Konzeptentwicklung auf Grundlage wissenschaftlicher Methodik.

Professionell Handelnder

Sie identifizieren sich mit den beschriebenen Rollen und vertreten diese gegenüber Dritten. Der ICN Ethikkodex ist bekannt und wird beachtet. Standards und Handlungsleitlinien werden angewendet und professionell dargestellt. Pflegeexperten und Pflegeexperten APN übernehmen die Verantwortung für ihr professionelles Handeln und haben ein Bewusstsein für die Risiken und Folgen des Handelns, der Einsatz von Ressourcen findet unter wirtschaftlichen Aspekten statt. Sie setzen sich für die Belange der Berufsgruppe ein und engagieren sich berufspolitisch.

Pflegeexperten richten ihr Handeln an ethischen Grundsätzen aus.

Pflegeexperten APN analysieren ethisch relevante Problemstellen, bewerten und vertreten diese entsprechend.

5.2 Die Pflegeexperten im Pflegeteam – das Kompetenzprofil der Pflegepraxis

Im Pflegedienst und der direkten Pflege des Gesundheitszentrum Glantal wird Pflegepersonal mit unterschiedlichen Ausbildungen und Kompetenzen eingesetzt. Die Qualifikationen reichen von Unterstützungskräften ohne formale Ausbildung bis zu akademisch ausgebildetem Pflegefachpersonal auf Masterniveau. Die Kompetenzstufen sind nach den im Gesundheitszentrum eingesetzten Qualifikationsniveaus gegliedert. Die Grafik zum Kompetenzprofil (Abbildung 8) dient der Orientierung für die Mitarbeiter und kann gezielt für die Karriereplanung und Mitarbeiterentwicklung eingesetzt werden. Hier sind die Kompetenzstufen, die Funktionsbezeichnung, die Qualifikation, die zuständige Führungskraft, das Anforderungsniveau und die Aufgaben grob umrissen.

Beschrieben werden die Kompetenzstufen anhand der formalen Qualifikation, einer Kurzbeschreibung, der professionellen Haltung, pflegerischen Handlungskompetenz und der Qualitätsentwicklung.

Allen Mitarbeitern des Pflegedienstes ist das Kompetenzprofil mit den verschiedenen Stufen bekannt und wird respektiert. Die Grenzen der eigenen Fähigkeiten sind jedem Mitarbeiter bewusst und werden beachtet. In Situationen, die die eigenen Kompetenzen überschritten werden, wird entsprechend Unterstützung einer höheren Kompetenzstufe angefordert.

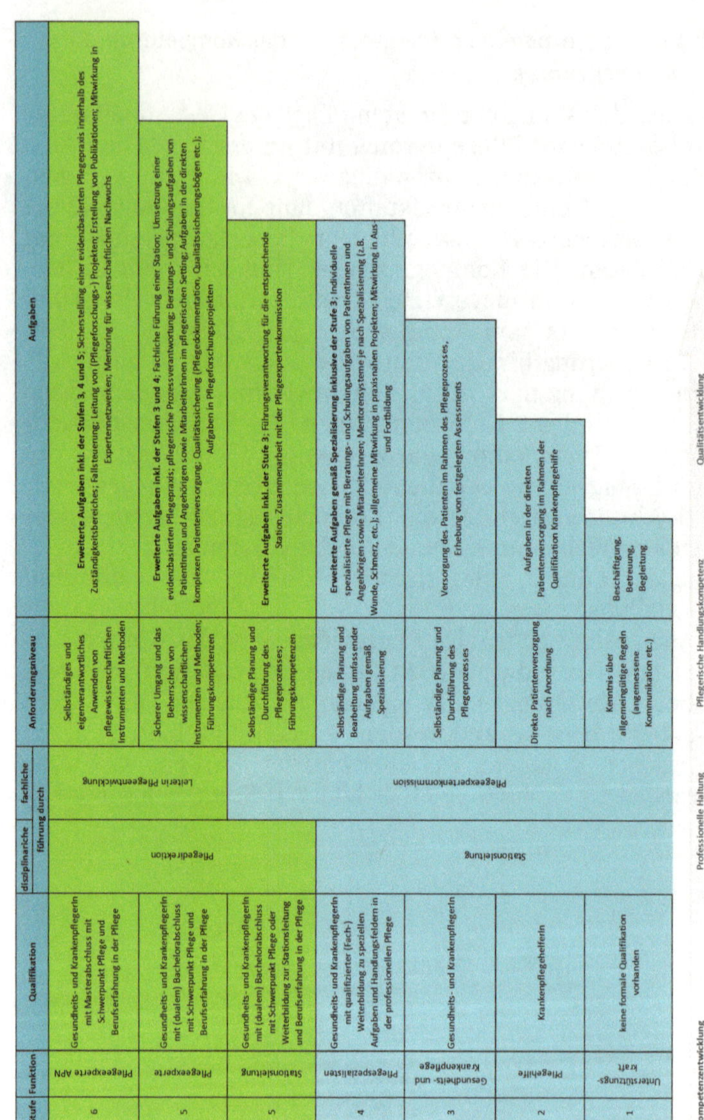

Stufe	Funktion	Qualifikation	disziplinariche Führung durch	fachliche Führung durch	Anforderungsniveau	Aufgaben
6	Pflegeexperte APN	Gesundheits- und Krankenpflegerin mit Masterabschluss mit Schwerpunkt Pflege und Berufserfahrung in der Pflege	Pflegedirektion	Leiterin Pflegeentwicklung	Selbständiges und eigenverantwortliches Anwenden von pflegewissenschaftlichen Instrumenten und Methoden	**Erweiterte Aufgaben inkl. der Stufen 3, 4 und 5**; Sicherstellung einer evidenzbasierten Pflegepraxis innerhalb des Zuständigkeitsbereiches; Fallsteuerung; Leitung von (Pflegeforschungs-) Projekten; Erstellung von Publikationen; Mitwirkung in Expertennetzwerken; Mentoring für wissenschaftlichen Nachwuchs
5	Pflegeexperte	Gesundheits- und Krankenpflegerin mit (dualem) Bachelorabschluss mit Schwerpunkt Pflege und Berufserfahrung in der Pflege			Sicherer Umgang und das Beherrschen von wissenschaftlichen Instrumenten und Methoden; Führungskompetenzen	**Erweiterte Aufgaben inkl. der Stufen 3 und 4**; Fachliche Führung einer Station; Umsetzung einer evidenzbasierten Pflegepraxis; pflegerische Prozessverantwortung; Beratungs- und Schulungsaufgaben von PatientInnen und Angehörigen sowie MitarbeiterInnen im pflegerischen Setting; Aufgaben in der direkten komplexen Patientenversorgung; Qualitätssicherung (Pflegedokumentation, Qualitätssicherungsbögen etc.); Aufgaben in Pflegeforschungsprojekten
5	Stationsleitung	Gesundheits- und Krankenpflegerin mit (dualem) Bachelorabschluss mit Schwerpunkt Pflege oder Weiterbildung zur Stationsleitung und Berufserfahrung in der Pflege		Pflegeexpertenkommission	Selbständige Planung und Durchführung des Pflegeprozesses; Führungskompetenzen	**Erweiterte Aufgaben inkl. der Stufe 3**; Führungsverantwortung für die entsprechende Station, Zusammenarbeit mit der Pflegeexpertenkommission
4	Pflegespezialisten	Gesundheits- und Krankenpflegerin mit qualifizierter (Fach-) Weiterbildung zu speziellen Aufgaben und Handlungsfeldern in der professionellen Pflege	Stationsleitung		Selbständige Planung und Bearbeitung umfassender Aufgaben gemäß Spezialisierung	**Erweiterte Aufgaben gemäß Spezialisierung inklusive der Stufe 3**; Individuelle spezialisierte Pflege mit Beratungs- und Schulungsaufgaben von PatientInnen und Angehörigen sowie MitarbeiterInnen; Mentorensysteme je nach Spezialisierung (z.B. Wunde, Schmerz, etc.); allgemeine Mitwirkung in praxisnahen Projekten; Mitwirkung in Aus- und Fortbildung
3	Gesundheits- und Krankenpflege	Gesundheits- und Krankenpflegerin			Selbständige Planung und Durchführung des Pflegeprozesses	Versorgung des Patienten im Rahmen des Pflegeprozesses, Erhebung von festgelegten Assessments
2	Pflegehilfe	Krankenpflegehelferin			Direkte Patientenversorgung nach Anordnung	Aufgaben in der direkten Patientenversorgung im Rahmen der Qualifikation Krankenpflegehilfe
1	Unterstützungskraft	keine formale Qualifikation vorhanden			Kenntnis über allgemeingültige Regeln (angemessene Kommunikation etc.)	Beschäftigung, Betreuung, Begleitung

Abbildung 8: Grafik zum Kompetenzprofil der Pflegepraxis im Gesundheitszentrum Glantal

Kompetenzstufe 1: Unterstützungskraft

Qualifikation: Laie (Praktikanten etc.)

Kurzbeschreibung: Die Kompetenzstufe 1 umfasst die Beschäftigung, Begleitung und Betreuung in Alltagssituationen von Patienten. Mitarbeiter der Kompetenzstufe 1 erledigen Besorgungen und unterstützen die Patienten im Lebensumfeld.

Professionelle Haltung: Zu erledigende Aufgaben werden durch eine höhere Kompetenzstufe delegiert. Mitarbeiter der Kompetenzstufe 1 übernehmen die Verantwortung für ihr eigenes Handeln und kennen und beachten die Grenzen ihrer eigenen Kompetenzen. Regulierungen und Anweisungen von höheren Kompetenzstufen werden befolgt. Das Leitbild ist den Mitarbeitern bekannt und wird im Handeln berücksichtigt. Gesetze und Dienstanweisungen, zum Beispiel des Datenschutzes oder der Hygiene sind bekannt und werden eingehalten.

Pflegerische Handlungskompetenz: Unterstützungskräfte tragen zum Erhalt der Selbständigkeit von kognitiv und körperlich eingeschränkten Patienten bei. Sie begleiten sie zu Untersuchungen und Therapien. Die Mobilität wird gefördert, der Bewegungsradius erhöht und das Gefühl der Selbständigkeit und Teilhabe gesteigert. Es werden pflegerische Aufgaben übernommen, die den Patienten in den Ressourcen unterstützen und Beeinträchtigungen kompensieren. Des Weiteren übernehmen Unterstützungskräfte Serviceleistungen für Patienten und Botengänge für das Pflegeteam. Die ihnen zugetragenen Aufgaben werden innerhalb der vorgegebenen Zeit durchgeführt und gibt Rückmeldung über die Ausführung. Die Kommunikation ist freundlich und zugewandt. Die Zusammenarbeit mit anderen Mitarbeitern gestaltet sich kollegial und zuvorkommend. Alltägliche Risiken für Patienten, Mitarbeiter oder Angehörige wie zum Beispiel Stolperfallen werden erkannt und behoben. Bei nicht selbst zu beseitigenden Risiken geben sie die Informationen unverzüglich weiter. Alarmierungswege bei Notfällen sind den Unterstützungskräften geläufig. Akute Notfallsituationen werden erkannt und unverzüglich gemeldet.

Qualitätsentwicklung: Unterstützungskräfte tragen durch ihr Auftreten zum positiven Bild des Unternehmens bei. Fort-

und Weiterbildungen werden entsprechend den Vorgaben und des Bedarfes besucht.

Kompetenzstufe 2: Pflegehilfe

Qualifikation: Gesundheits- und Krankenpflegehilfe

Kurzbeschreibung: Die Kompetenzstufe 2 umfasst einzelne, pflegerische Maßnahmen im Rahmen des Pflegeprozesses, die durch eine Pflegefachkraft der Kompetenzstufe 3 oder höher delegiert werden sowie hauswirtschaftliche und sonstige Assistenzaufgaben.[137] Bei Auffälligkeiten oder sonstige Beobachtungen werden erst mit Rücksprache mit einer höheren Kompetenzstufe gehandelt.

Professionelle Haltung: Gesundheits- und Krankenpflegehelfer tragen die Durchführungsverantwortung für die sorgfältige Ausführung der pflegerischen Aufgabe oder Hygienemaßnahme. Ebenso wird eine Mitverantwortung bei der Übergabe und Dokumentation relevanter Informationen übernommen. Sie reflektieren ihr Handeln vor dem Hintergrund des Wissens und sind sich ihrer Kompetenzgrenzen bewusst. Gesetze, Verordnungen und Dienstanweisungen sind bekannt und werden befolgt. Ihr Handeln orientiert sich an dem Ethikkodex des ICN, dem Leitbild der Klinik und je nach Arbeitsbereich den Grundsätzen der Rehabilitation.

Pflegerische Handlungskompetenz: Gesundheits- und Krankenpflegehelfer verfügen über Kenntnisse und Verständnis von gesundheitsförderlichen Aktivitäten, grundpflegerischen Maßnahmen, Ressourcen, Prophylaxen, grundlegenden Arbeitsprinzipien und Hygienemaßnahmen und führen diese durch. Ferner tragen Sie zur Erhebung, Dokumentation und Weitergabe von Daten, Vitalzeichen und Informationen (vorhandene Pflegegrade, aktuelle Versorgungssituation, Auffälligkeiten etc.) bei. Hierbei erkennen sie Veränderungen des Allgemeinzustandes, Zeichen akuter Gefährdung und können gezielt Unterstützung anfordern sowie im Bedarfsfall erste Hilfe einleiten. Sie sind in der Lage, die Relevanz von Ereignissen und Informationen einzuschätzen und diese entsprechend weiterzuleiten. Sie bieten den Patienten

[137] KrPflG, vom 1985; Anmerkung: Aktuell ist die Krankenpflegehilfe nicht gesetzlich geregelt. Letzte Erwähnung erfuhr diese im Krankenpflegegesetz des Jahres 1985.

und Angehörigen Unterstützung bei der Orientierung und führen Gespräche situativ angemessen und personenzentriert durch. Pflegehelfer arbeiten eng mit dem pflegerischen, ärztlichen und therapeutischen Team zusammen. Die Zusammenarbeit und Kommunikation mit Kollegen, Patienten und Angehörigen ist wertschätzend. Notwendige Informationen werden anderen zeitnah kommuniziert. Delegierte Aufgaben werden angenommen, wobei hier auf die eigenen Kompetenzgrenzen geachtet werden muss. Bei Auffälligkeiten oder sonstige Beobachtungen wird erst mit Rücksprache einer höheren Kompetenzstufe gehandelt. Die Arbeitsaufgaben werden mit dem Pflegebedürftigen, den Angehörigen und dem multiprofessionellen Team abgestimmt und sachdienlich strukturiert. Die Aufgaben führen Sie vor dem Hintergrund ihres Wissens und unter Einbeziehung der Erfahrungen, Wünsche und Gewohnheiten der Pflegebedürftigen selbständig, situationsangemessen und fachgerecht durch. Fehler werden erkannt, Maßnahmen eingeleitet und die Informationen an das Fehlermeldesystem weitergeleitet.

Qualitätsentwicklung: Gesundheits- und Krankenpflegehelfer tragen durch ihr Handeln und professionellem Auftreten zum positiven Bild des Unternehmens und der Profession Pflege bei. Sie sind in der Lage Fehler zu erkennen, dem Fehlermeldesystem zuzuführen und leisten damit einen Beitrag zur Sicherheitskultur des Unternehmens. An Fort- und Weiterbildungen, die den Arbeitsbereich betreffen, wird regelmäßig teilgenommen.

Kompetenzstufe 3: Gesundheits- und Krankenpflege

Qualifikation: Gesundheits- und Krankenpflege

Kurzbeschreibung: Die Kompetenzstufe 3 beinhaltet die selbständige Planung und Durchführung des Pflegeprozesses. Hierzu gehören der Einsatz festgelegter Assessments, die fachgerechte Durchführung der Pflege, die fach- und sachgerechte Dokumentation und die zielgerichtete Kommunikation im Behandlungsteam. Delegierte Aufgaben an die Kompetenzstufe 2 oder geringer werden mitverantwortet. In komplexen Pflegesituationen werden entsprechende Experten hinzugezogen.

Professionelle Haltung: Gesundheits- und Krankenpfleger tragen die Verantwortung für ihr eigenes Handeln im Pflegeprozess. Im Rahmen von delegierten Tätigkeiten an eine niedrigere Kompetenzstufe tragen sie die Mitverantwortung. Die Ausführung der an sie delegierten Tätigkeiten außerhalb ihres Verantwortungsbereiches verantworten sie mit einer Durchführungsverantwortung. Gesetze, Dienstanweisungen und Richtlinien werden beachtet und befolgt. Ihr Handeln orientiert sich an dem Ethikkodex des ICN, dem Leitbild der Klinik und je nach Arbeitsbereich, den Grundsätzen der Rehabilitation.

Pflegerische Handlungskompetenz: Gesundheits- und Krankenpfleger kennen Faktoren zur Gesundheitsförderung und bringen diese in die tägliche Arbeit mit dem Patienten ein. Die Pflege wird selbständig im Rahmen des Pflegeprozesses geplant und durchgeführt. Vorgegebene Assessments und Risikoskalen werden zielgerichtet eingesetzt.[138] Bei der Pflegeplanung werden die individuellen Ziele, Gewohnheiten und Ressourcen des Patienten berücksichtigt. Pflegetätigkeiten werden fach- und sachgerecht und auf Grundlage von Standards und Handlungsleitlinien durchgeführt. Hilfsmittel werden ausgewählt und zielgerichtet eingesetzt. Einzelne Tätigkeiten können an niedrigere Kompetenzstufen delegiert werden. Unterstützungskräfte und Pflegehelfer werden in ihrer Aufgabenausführung angeleitet, unterstützt und überwacht. Für die Durchführung delegierter Aufgaben tragen sie eine Mitverantwortung. Gesundheits- und Krankenpfleger reagie-

[138] vgl. KrPflG, vom 16.07.2003, zuletzt geändert am 18.04.2016

ren auf Veränderungen des Allgemeinzustandes. Bei Zeichen akuter Gefährdung leiten erste Hilfe ein und fordern Unterstützung an.[139] Sie sind in der Lage, die Relevanz von Ereignissen und Informationen einzuschätzen und diese entsprechend weiterzuleiten. Sie führen Gespräche mit Patienten und Angehörigen situativ angemessen, personenzentriert und empathisch durch, geben in diesem Setting Hilfestellungen oder Informationen über weitere Unterstützungsangebote.[140] Kommunikationsbarrieren werden erkannt und Hilfsmittel eingesetzt. Gesundheits- und Krankenpfleger sind ein Teil des therapeutischen Teams,[141] in dem sie die Sicht der Pflege vertreten und als Fürsprecher für den Patienten eintreten. Die Zusammenarbeit und Kommunikation mit Kollegen ist wertschätzend und zielorientiert. Relevante Informationen werden zeitnah kommuniziert.

Qualitätsentwicklung: Gesundheits- und Krankenpfleger tragen durch ihr Auftreten und ihr Handeln zum positiven Bild der Profession Pflege bei. Sie sind berufspolitisch interessiert und bereit, sich an Arbeitsgruppen zu beteiligten. Sie bringen sich im Rahmen öffentlichkeitswirksamer Maßnahmen ein. So präsentieren sie die Pflege bei dem Tag der Pflege im Gesundheitszentrum, bei Berufsmessen und weiteren Veranstaltungen. Das eigene Handeln wird kritisch reflektiert. Zur persönlichen und beruflichen Entwicklung werden Angebote der Fort- und Weiterbildung sowie der Reflektion durch die Pflegeexperten angenommen und Fachliteratur gesichtet. Durch die Teilnahme an Arbeitsgruppen, das aktive Mitwirken in internen Audits und durch Anregungen aus der Praxis tragen Gesundheits- und Krankenpfleger zur Qualitätssicherung bei.[142] Fehler werden erkannt, Maßnahmen eingeleitet und die Informationen an das Fehlermeldesystem weitergeleitet.

[139] vgl. KrPflG, vom 16.07.2003, zuletzt geändert am 18.04.2016
[140] vgl. KrPflG, vom 16.07.2003, zuletzt geändert am 18.04.2016
[141] vgl. KrPflG, vom 16.07.2003, zuletzt geändert am 18.04.2016
[142] vgl. KrPflG, vom 16.07.2003, zuletzt geändert am 18.04.2016

Kompetenzstufe 4: Pflegespezialist

Qualifikation: Gesundheits- und Krankenpflege mit qualifizierter (Fach-) Weiterbildung zu speziellen Aufgaben und Handlungsfeldern in der professionellen Pflege

Kurzbeschreibung: Im Rahmen der Kompetenzstufe 4 erfolgt die selbständige Planung und Bearbeitung umfassender Aufgaben in einem komplexen Behandlungsprozess. Dies kann die Versorgung in einem gesonderten Arbeitsbereich und besonderen Behandlungssituation wie der Intermediate Care Station, der Stroke Unit, dem Aufwachraum oder operativen Bereich bedeuten oder die spezialisierte Versorgung einzelner Pflegeprobleme (Wundmanagement, Schmerzmanagement, etc.).

Professionelle Haltung: Pflegespezialisten tragen die Verantwortung für ihr eigenes Handeln im Pflegeprozess und der entsprechend ihrer Weiterbildung aufbauenden Leistungen. Im Rahmen von delegierten Tätigkeiten an eine niedrigere Kompetenzstufe tragen sie die Mitverantwortung. Die Ausführung der an sie delegierten Tätigkeiten außerhalb ihres Verantwortungsbereiches verantworten sie mit einer Durchführungsverantwortung. Gesetze und institutionelle Anweisungen werden befolgt. Ihr Handeln orientiert sich an dem Ethikkodex des ICN, dem Leitbild der Klinik und je nach Arbeitsbereich den Grundsätzen der Rehabilitation.

Pflegerische Handlungskompetenz: Die pflegerische Handlungskompetenz der Kompetenzstufe 4 deckt sich mit der Kompetenz der Stufe 3. Besondere Beachtung wird Faktoren geschenkt, die sich auf die speziellen Gesundheitsprobleme der Patienten beziehen (Wundversorgung, etc.).

Qualitätsentwicklung: Die Merkmale der Qualitätsentwicklung decken sich mit denen der Kompetenzstufe 3. Im Rahmen ihrer speziellen Expertise bilden sie sich regelmäßig fort und bringen ihr aktuelles Wissen in die Praxis und den fachlichen Diskurs in interprofessionelle Arbeitsgruppen und Spezialistenteams (siehe 5.3.3) mit ein.

Kompetenzstufe 5: Stationsleitung / Pflegeexperte

In der Kompetenzstufe 5 sind zwei Aufgabengebiete verortet. Hierbei handelt es sich um das untere Management und wird unterteilt in die fachliche Verantwortung und die Führungsverantwortung, die gemeinsam eine Station betreuen.

Stationsleitung

Qualifikation: Gesundheits- und Krankenpflege mit (dualem) Bachelorabschluss mit Schwerpunkt Pflege oder Weiterbildung zur Stationsleitung, Berufserfahrung in der Pflege

Kurzbeschreibung: Die Stationsleitung ist das Korrelat der Pflegeexperten und übernimmt im Rahmen der Kompetenzstufe 5 die Führungsverantwortung einer Station. Stationsleitungen und Pflegeexperten arbeiten an gemeinschaftlichen Zielen und eng mit der Pflegeexpertenkommission zusammen. Stationsleitungen arbeiten im Stationsteam in der direkten Pflege mit.

Professionelle Haltung: Stationsleitungen sind als Gesundheits- und Krankenpfleger in pflegerischen Tätigkeiten der Kompetenzstufe 3 gleichgesetzt. Zusätzlich haben sie die disziplinarische Führung einer Station und tragen die Mitverantwortung für die Umsetzung der mit den Pflegeexperten vereinbarten Ziele. Ihr Handeln orientiert sich an dem Ethikkodex des ICN, dem Leitbild der Klinik und je nach Arbeitsbereich den Grundsätzen der Rehabilitation. Gesetze und Verordnungen werden beachtet und auf Beachtung überprüft. Stationsleitungen zeigen Interesse an der Berufspolitik und sind bereit, sich je nach Themenbereich in Arbeitsgruppen einzubringen.

Pflegerische Handlungskompetenz: Im Rahmen der pflegerischen Handlungskompetenz sind Stationsleitungen der Kompetenzstufe 3, Gesundheits- und Krankenpfleger, gleichgestellt.

Qualitätsentwicklung: Stationsleitungen tragen durch ihr Auftreten und ihr Handeln zum positiven Bild der Profession Pflege in der Öffentlichkeit bei. Sie sind an der Berufspolitik interessiert und zeigen dies im institutionellen Rahmen. Sie bringen sich im Rahmen öffentlichkeitswirksamer Maßnahmen ein und motivieren ihre eigenen Mitarbeiter zur Teilnahme an Aktivitäten. Das eigene Handeln wird kritisch reflektiert. Fort- und Weiterbildungsangebote werden angenommen. Durch die enge Zusammenarbeit mit den Pflegeexperten tragen Stationsleitungen einen maßgeblichen Beitrag zur Professions- und Qualitätsentwicklung bei. Gemeinsam wird der Fortbildungsbedarf des Stationsteams erfasst und die Entwicklung geplant. Qualitätsziele der Station werden partnerschaftlich bearbeitet.

Pflegeexperte

Qualifikation: Gesundheits- und Krankenpfleger mit (dualem) Bachelorabschluss mit Schwerpunkt auf die klinische Pflege, Berufserfahrung in der Pflege

Kurzbeschreibung: Die Kompetenzstufe 5 deckt das untere Management ab. Hierbei übernimmt der Pflegeexperte die fachliche Verantwortung für eine Station und ist somit in erster Linie für die Qualität der erbrachten Pflegeleistung verantwortlich. Sie sind für die Umsetzung einer effizienten, wirksamen und effektiven Pflege verantwortlich. Berufliches Handeln orientiert sich am aktuellen wissenschaftlichen Stand. Um dieser Aufgabe gerecht werden zu können, wird der sichere Umgang und das Beherrschen von wissenschaftlichen Instrumenten und Methoden vorausgesetzt. Pflegeexperten sind zu 75% ihrer Arbeitszeit in der direkten Patientenversorgung eingesetzt.

Professionelle Haltung: Pflegeexperten tragen die Verantwortung für ihr eigenes Handeln in komplexen Pflegesituationen und sind sich der Risiken ihres Handelns bewusst. Die Mitverantwortung wird im Rahmen von delegierten Tätigkeiten an eine niedrigere Kompetenzstufe und in Form der fachlichen Führung der Station übernommen. Die Ausführung der an sie delegierten Tätigkeiten außerhalb ihres Verantwortungsbereiches verantworten sie mit einer Durchführungsverantwortung. Gesetze und individuelle Bestimmungen des Arbeitgebers werden befolgt. Ihr Handeln orientiert sich an dem Ethikkodex des ICN, dem Leitbild der Klinik und je nach Arbeitsbereich den Grundsätzen der Rehabilitation. Pflegeexperten sind berufspolitisch interessiert und bereit, sich je nach Themenbereich an Arbeitsgruppen der Pflegekammer zu beteiligen. Im Rahmen der evidenzbasierten Pflegepraxis unterstützen sie die Theorie-Praxis-Verzahnung.

Pflegerische Handlungskompetenz: Die pflegerische Handlungskompetenz der Pflegeexperten baut auf die der Gesundheits- und Krankenpfleger auf. Pflegeexperten handeln theoretisch fundiert und arbeiten sich themenbezogen in den aktuellen Stand der Wissenschaft ein. Sie übernehmen die Verantwortung für die Umsetzung einer evidenzbasierten Pflege. Standards und Handlungsleitlinien können bei begründetem Bedarf angepasst werden. Pflegeexperten übernehmen die Prozesssteuerung in komplexen Fällen. Sie bauen eine vertrauensvolle Beziehung zu den Patienten und deren Angehörigen auf. Im pflegerischen Setting stehen Pflegeexperten beratend und anleitend zur Seite. Die Zusammenarbeit mit anderen Berufsgruppen beruht auf Respekt und Vertrauen. In der interdisziplinären Zusammenarbeit vertreten sie nicht nur die Sicht der Pflege, sondern treten auch als Fürsprecher für den Patienten ein und beweisen hier diplomatisches Geschick bei der Erreichung gemeinsamer Ziele. Die eigene Arbeit kann vor Leistungsempfängern und innerhalb der Institution vertreten werden.

Qualitätsentwicklung: Pflegeexperten sind aktiv an der Praxisentwicklung der Pflege beteiligt. Auf Stationsebene übernehmen sie die fachliche Führung. In der Patientenversorgung werden Pflegende zur kritischen Reflektion angeregt. Durch die Umsetzung einer evidenzbasierten Pflege entwickeln sie die Patientenversorgung kontinuierlich weiter. Pflegeexperten identifizieren sich mit ihrer Rolle und können diese gegenüber Dritten vertreten. Im Rahmen der Qualitätssicherung wird durch die Pflegeexperten eine tragende Rolle übernommen. Sie prüfen und evaluieren die Pflegedokumentation, bearbeiten externe Qualitätssicherungsbögen und übernehmen die Verantwortung für erlösrelevante Dokumentationen. Im Rahmen der Praxisentwicklung sind sie Bestandteil der Spezialistenteams und arbeiten Forschungsprojekten mit.

Kompetenzstufe 6: Pflegeexperte APN

Qualifikation: Gesundheits- und Krankenpfleger, Masterabschluss in einem praxisorientierten Pflegestudiengang, Berufserfahrung in der Pflege

Kurzbeschreibung: Pflegeexperten APN sind in der direkten Patientenversorgung tätig, welche sich neben der pflegerischen Tätigkeit auf einer Station auch auf weitere Bereiche wie zum Beispiel Beratung, Schulung und Fallsteuerung bezieht. Sie sind fachbereichsverantwortlich und schaffen die theoretischen Voraussetzungen einer effizienten, wirksamen und effektiven Pflege Sie arbeiten eng mit den Pflegeexperten der Stationen sowie der Stabsstelle Qualitätsmanagement und Pflegeentwicklung zusammen.

Professionelle Haltung: Pflegeexperten APN tragen die Verantwortung für ihr eigenes Handeln im Rahmen der erweiterten Pflegepraxis. Im Rahmen von delegierten Tätigkeiten an eine niedrigere Kompetenzstufe tragen sie die Mitverantwortung. Die Ausführung der an sie delegierten Tätigkeiten außerhalb ihres Verantwortungsbereiches verantworten sie mit einer Durchführungsverantwortung. Pflegeexperten APN legen Handlungsanweisungen fest und verantworten die Korrektheit der darin getroffenen Aussagen. Ihr Handeln orientiert sich an dem Ethikkodex des ICN, dem Leitbild der Klinik und je nach Arbeitsbereich den Grundsätzen der Rehabilitation. Ethische Fragestellungen werden kritisch reflektiert.

Pflegerische Handlungskompetenz: Das pflegerische Handlungsfeld von Pflegeexperten APN sieht sich als Erweiterung aus den zuvor genannten Kompetenzstufen. Sie arbeiten generalistisch, können in Teilbereichen spezialisiert sein. Pflegeexperten APN sind für die Sicherstellung einer evidenzbasierten Pflege zuständig. Sie entwickeln Konzepte, Richtlinien und Schulungen und führen diese Schulungen und Beratungen für Patienten, Angehörige und auch Pflegende fachlich und methodisch fundiert durch. Ein großes Aufgabenfeld ist die Schulung und Beratung der Patienten zur Gesundheitsförderung. Die Fallsteuerung komplexer Behandlungsfälle wird von Pflegeexperten APN übernommen. Im interprofessionellen Team nehmen sie eine führende Rolle ein. Durch ein kluges und taktisches Vorgehen, sowie ausgeprägte Kommunikations-, Vermittlungs- und Beraterkompetenzen wird die Zielerreichung gemeinsamer Ziele angestrebt.

Qualitätsentwicklung: Qualitätsentwicklung ist ein wesentliches Arbeitsfeld von Pflegeexperten APN. Durch den fachlichen Diskurs in der täglichen Praxis, der Leitung von Projektgruppen, Spezialistenteams und Forschungsprojekten tragen Pflegeexperten APN zur Professionsentwicklung bei. Für die Fort- und Weiterbildung der Mitarbeiter bieten Pflegeexperten APN methodisch fundierte Kurzschulungen an. Die eigene berufliche Entwicklung wird durch die Teilnahme an Fachkongressen, Fort- und Weiterbildungen und dem Erarbeiten von Fachliteratur sichergestellt. Arbeitsergebnisse werden evidenzbasiert innerhalb der Institution, vor Leistungsempfängern, gesellschaftlichen Vertretern sowie der Fachöffentlichkeit zum Beispiel durch Auftritte an Kongressen und Veröffentlichungen in Fachzeitschriften vertreten.

5.3 Praxisentwicklung durch Theorie-Praxis-Verzahnung

Praxisentwicklung ist

> „ein kontinuierlicher Prozess, der auf Effektivitätssteigerung in der patientenzentrierten Versorgung abzielt. Dies wird dadurch erreicht, dass die Gesundheitsteams befähigt werden, ihre Kenntnisse und Fähigkeiten zu entwickeln und die Kultur und den Kontext der Versorgung zu verändern.“[143]

Bereits durch die Implementierung von hochschulisch ausgebildetem Pflegepersonal in die Pflegepraxis wird dieser Prozess in Gang gesetzt. Durch die veränderte Perspektive und der Umsetzung von evidenced based nursing werden tradierte Prozesse in Frage gestellt und die Selbstreflektion der Mitarbeiter gefördert. Die Praxisentwicklung kann durch den Einsatz verschiedener Methoden weiter unterstützt werden. Vier dieser Verfahren werden nachfolgend beschrieben. Das Projektmanagement wird von den Pflegeexperten ebenfalls eingesetzt, es entspricht in den Merkmalen jedoch nicht der Praxisentwicklung. Wie in der Definition nachzulesen, handelt es sich um einen kontinuierlichen Prozess. Ein Projekt zeichnet sich durch die Einmaligkeit und begrenzte Dauer aus.[144]

Die nachfolgenden Methoden beschreiben nicht den gesamten Umfang der Praxisentwicklung. Weitere Verfahren werden sich im Laufe der Zeit entwickeln und sind aktuell durch die Pflegeexperten APN in Erarbeitung. Als konkretes Beispiel kann hier die Implementierung eines Journal Clubs genannt werden.

5.3.1 Pflegeexpertenkommission

Die Pflegeexpertenkommission setzt sich aus allen im Gesundheitszentrum Glantal eingesetzten Pflegeexperten zusammen. Einmal im Monat trifft sich dieser Personenkreis um Ideen, Problemlagen und Pflegephänomene aus dem Stationsalltag zu besprechen, gemeinsam kreativ an Lösungen zu arbeiten, die Pflegeentwicklung voranzutreiben und im allgemeinen Austausch zu bleiben. Des Weiteren werden Pro-

---

143 Garbett und McCormack 2002, S. 88 zitiert nach McCormack et al. 2009, S. 246

144 vgl. Olfert 2008, S. 13-14

jekte vorgestellt und der aktuelle Stand berichtet. Methodisch orientiert sich dieser Termin an einem Workshop, um die Kompetenzen aller Pflegeexperten einfließen zu lassen. Verantwortlich für die fachlich relevanten Inhalte und Ergebnisse sind die Pflegeexperten beider Qualifikationsniveaus. Ziel ist es, Aufgaben im Team besser zu lösen, Anregungen zu erhalten, gegenseitig zu unterstützen, lernen und motivieren.[145] Um ausreichend Raum für Diskussionen und einen kreativen Arbeitsprozess zur Verfügung zu stellen, wird für den Workshop ein halber Arbeitstag eingeplant. Moderiert wird der Workshop von der Leitung der Fachabteilung Pflegeentwicklung und Qualitätsmanagement. Um die Verbindung zur Linienfunktion zu halten, nehmen der Pflegedirektor und sein Stellvertreter regelmäßig an der Pflegeexpertenkommission teil.

5.3.2 Leitungsteams: Pflegeexperten und Stationsleitungen als Führungsteam

Grundlage für eine gelungene Theorie-Praxis-Verzahnung ist die enge Verbindung und gemeinsame Zielplanung der Linien- und der Expertenfunktionen. Gemeinsame Ziele und transparente Kommunikation über die verschiedenen Ebenen geben den Mitarbeitern eine Orientierung und die Möglichkeit, sich aktiv in die Entwicklung einzubringen. Hierfür wurden gemeinsame Kommunikationsplattformen geschaffen (vgl. Abbildung 9), auf denen Ziele Top-Down transportiert und adaptiert werden.

	Linienfunktion			Expertenfunktion	
Leitungssitzung Direktionsebene	Stations-leitungen	+ Pflege-entwicklung		Pflegeexperten-kommission	+ Pflege-direktion
Leitungssitzung Stationsebene	Stationsleitung			Pflegeexperten/APN	
Stationsebene	Stationsleitung		Mitarbeiter Station	Pflegeexperten/APN	

Abbildung 9: Kommunikationsstrukturen

Auf Ebene der Pflegedirektion finden Stationsleitersitzungen statt, an denen die Pflegedirektion, alle Stationsleitungen sowie als Schnittstelle zur Pflegeentwicklung die Leiterin der

[145] vgl. Funcke und Havenith 2017, S. 10, 19

Fachabteilung teilnimmt. Unter der Expertenfunktion wurde ein monatliches Treffen mit dem Pflegedirektor im Rahmen der Pflegeexpertenkommission (siehe 5.3.1) etabliert.

Auf Stationsebene treffen sich die Linienfunktion und die Expertenfunktion einmal monatlich, um die Ziele für den kommenden Monat festzulegen. An der monatlichen Teamsitzung der Station nehmen beide Funktionen sowie alle Mitarbeiter teil, um die in der Besprechung zwischen der Stationsleitung und Pflegeexperten festgelegte Ziele anzustoßen. Sowohl bei der Leitungssitzung der Station, wie auch bei der Stationssitzung mit den Mitarbeitern kommen einzelne Rollen der Pflegeexperten/APN im Besonderen zu tragen. Durch ihre Expertise wird aktuelles, theoretisches Wissen in das Stationsteam getragen, die tägliche Praxis auf ethische und fachliche Aspekte reflektiert und als Teammitglied und Kommunikator mit diplomatischem Geschick aktuelle Themen mit dem Blick auf die interprofessionelle Arbeit vertreten. Als Leiter übernehmen sie die fachliche Führung in diesen Teams. Ebenso werden in den Stationssitzungen Kurzschulungen durchgeführt.

5.3.3 Spezialistenteams

Neben der Integration der Pflegeexperten in die Praxis und der Stärkung einer gemeinsamen Führungsrolle der Linien- und Expertenfunktion ist die Gewinnung der Mitarbeiter zum Engagement in Arbeitsgruppen und sogenannten Spezialistenteams entscheidend. Durch die Teilnahme von Schlüsselfiguren der Praxis kann die Akzeptanz bei der Implementierung und Umsetzung neuer Konzepte gesteigert werden. Spezialistenteams werden bei all den Themen eingerichtet, die auch nach Abschluss einer Projektphase mit regelmäßigen Anpassungen und Abstimmungen untereinander einhergehen und regelmäßig evaluiert werden.

> „Im Kontext der Praxisentwicklung geht es darum, den Praktikern zu helfen, so flexibel zu werden, dass sie auf eine solche [veränderte, Y.W.] Umgebung reagieren können. Es muss also nicht nur die Praxis verändert werden, sondern es gilt auch, die Fähigkeiten und Kenntnisse zu

erweitern, die die Praktiker brauchen, um künftig Einfluss auf ihre Praxis zu nehmen."[146]

In den Spezialistenteams ist die Einbindung von Praktikern essenziell. Hierzu eigenen sich in Bereichen, in denen spezielle Weiterbildungen vorliegen, Pflegespezialisten, in anderen Bereichen Gesundheits- und Krankenpfleger. Ein geeignetes Modell zur Verknüpfung der Kompetenzen von Experten und Praktikern ist im Kinderspital Zürich umgesetzt. Der dort beschriebene ANP-Team-Ansatz unterscheidet in Klinikteams und Konzeptteams. Konzeptteams sind klein und mit tertiär ausgebildeten Mitarbeitern besetzt. Diese erarbeiten evidenzbasiert entsprechende Konzepte. Klinikteams bestehen aus Praktikern, deren Schwerpunkt bei der Implementierung der Konzepte in die Praxis liegt.[147] Der Ansatz der Konzeptteams und Klinikteams eignet sich auch für die Spezialistenteams im Gesundheitszentrum Glantal. Bei der Implementierung der entsprechenden Konzepte soll jedoch darauf geachtet werden, dass es zu keiner Vermischung der Tätigkeiten zwischen den Kompetenzstufen kommt. In klassischen ANP Teams befähigen Pflegeexperten APN Gesundheits- und Krankenpfleger, ANP Tätigkeiten zu übernehmen. Pflegeexperten APN leiten das Team und koordinieren die komplexe Versorgung. Damit soll der breite Bedarf an erweiterter Pflegepraxis gedeckt werden.[148] Im Gesundheitszentrum Glantal führen nur Pflegeexperten APN entsprechende Tätigkeiten aus. Die Schulung, Anleitung und Mitarbeit in Spezialistenteams beruht auf dem Grundsatz, jeden für seine eigenen Aufgaben zu befähigen.

Die Leitung der Spezialistenteams unterliegt den Pflegeexperten/APN. In den Konzeptteams arbeiten sowohl Pflegeexperten und Pflegeexperten APN mit, die Klinikteams bestehen aus Gesundheits- und Krankenpflegern und je nach Themenbereich aus Pflegespezialisten. Die Mitarbeit in den Klinikteams kann gezielt zur Personalentwicklung eingesetzt werden.

Spezialistenteams arbeiten nach dem Prinzip der Aktionsforschung, nach Look-Think-Act. Im ersten Schritt *-Look-*

---

[146] McCormack et al. 2009, S. 251

[147] Ullmann-Bremi et al. 2011, S. 22-25

[148] Ulrich et al. 2010, S. 404

wird die Ausgangslage definiert, der zweite Schritt *-Think-* dient der Planung von Interventionen, im letzten Schritt *-Act-* werden die Interventionen umgesetzt und evaluiert.[149]

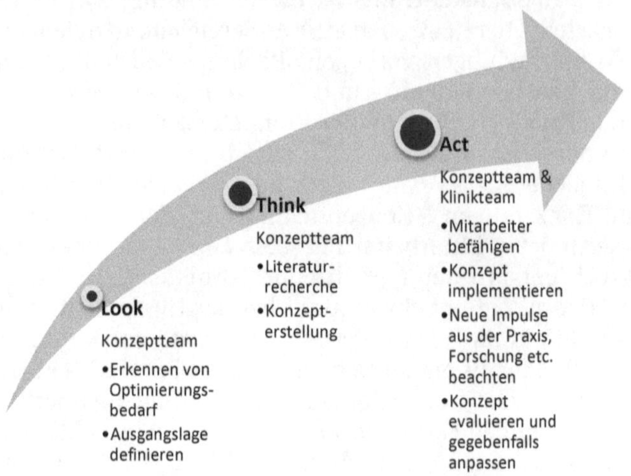

Abbildung 10: Praxisentwicklung mit Spezialistenteams

Der Optimierungsbedarf wird in der Regel durch die Pflegeexperten und Pflegeexperten APN erkannt, kann aber auch aus Anregungen anderer Kompetenzstufen erfasst werden. Die Analyse und Beschreibung der Ausgangslage übernimmt das Konzeptteam, welches im nächsten Schritt die Literaturrecherche und Konzepterstellung durchführt. Nach Fertigstellung des ersten Konzeptentwurfes wird dieses dem Klinikteam vorgestellt. Bei Bedarf können hier begründet Anpassungen vorgenommen werden. Die Implementierung des Konzeptes wird durch beide Teams geplant, die Mitarbeiter durch die Pflegeexperten APN im Rahmen von Anleitungen und Schulungen befähigt. Bei der Implementierung des Konzeptes kommt den Pflegeexperten eine tragende Rolle zu. Sie agieren als Teammitglied im interprofessionellen Team, kommunizieren die Inhalte des Konzeptes und vertreten die Sicht der Pflege. Als fachliche Führung nehmen sie bei der Implementierung neuer Modelle eine Vorbildfunktion ein

149 vgl. Ulrich et al. 2010, S. 404

und stellen die fachlich korrekte Umsetzung sicher. Neue Impulse aus der Praxis werden beachtet und das Konzept regelmäßig evaluiert.

5.3.4 Praxisupdates Pflege

Das hausinterne Fortbildungskonzept „Praxisupdate Pflege" dient der Sicherstellung pflegefachlicher Kompetenzen und somit einer qualitativ hochwertigen Pflege. Mit Hilfe dieser Fortbildungsreihe sollen aktuelle wissenschaftliche Erkenntnisse in die Pflegepraxis transportiert, vorhandenes Fachwissen aufgefrischt und Pflegetechniken trainiert werden. Keinesfalls ersetzt diese Fortbildungsreihe die üblichen Fort- und Weiterbildungen sondern soll als Ergänzung und Brücke des Wissenstransfers für alle Mitarbeiter dienen. Die Fortbildungen sind als Kurzschulungen angelegt, so dass größere Themenkomplexe und eine intensive Aufarbeitung weiterhin in den etablierten Formaten stattfinden muss.

Ziel der Praxisupdates ist es,

- eine kontinuierliche Fortbildungsreihe anzubieten,
- auf kurzem Wege auf akuten Fortbildungsbedarf reagieren zu können,
- spezielle fachliche und personelle Gegebenheiten des Gesundheitszentrum Glantal zu berücksichtigen und
- Mitarbeiter mit speziellen pflegefachlichen Kompetenzen (zum Beispiel Pflegespezialisten) einzubeziehen.

Die Themenauswahl erfolgt mitarbeiterorientiert. Der Bedarf wird mittels Pflegeexperten und Stationsleitungen, aber auch konkret über Wünsche der Mitarbeiter erhoben. Praxisupdates werden monatlich durch die Pflegeexpertenkommission geplant und finden wöchentlich an einem festgelegten Arbeitstag nach dem Frühdienst statt. Ort und Zeit der Veranstaltung sind gleichbleibend. Die Dauer der Veranstaltung ist auf 30 Minuten limitiert, um den teilnehmenden Mitarbeitern Planungssicherheit und einen begrenzten Aufwand nach dem Frühdienst zu garantieren. Die Praxisupdates werden mit Hilfe eines durch die Teilnehmer befüllten Bogens evaluiert und durch die Pflegeentwicklung ausgewertet.

6 Implementierung – Stolpersteinen und Widerständen vorbeugen

Die Einführung neuer Kompetenzstufen in ein bestehendes System bringen für alle Beteiligten Veränderungen mit sich, die Unsicherheiten und Ängste hervorrufen können. Dies betrifft im Fall der Implementierung von Pflegeexperten die Mitarbeiter aller Kompetenzstufen der Profession Pflege, aber auch die Zusammenarbeit mit anderen Berufsgruppen. Struktur- und Prozessveränderungen müssen gut geplant und umgesetzt, Befugnisse, Kompetenzen und Aufgaben vorab geklärt aber auch weiterhin nachgehalten werden. Aufgrund der erwarteten Widerstände im Rahmen der Einführung der neuen Kompetenzstufe ist eine enge Begleitung der Einführung im Behandlungsteam notwendig. Trotz aller Bemühungen und Vorkehrungen dem Widerstand vorzubeugen, kann dieser nicht ganz vermieden werden.

Neben dem Umgang mit Widerständen ist das Rollenverständnis der Pflegeexperten entscheidend für die erfolgreiche Umsetzung von Optimierungen. Nachfolgend wird sowohl auf mögliche Widerstände, aber auch auf die Netzwerkstruktur und ihre Auswirkungen auf die Rolle der Pflegeexperten eingegangen.

6.1 Widerstände im Change Prozess

„Es gibt (...) keine Veränderung ohne Widerstand“[150]

Die Implementierung einer bisher komplett in der direkten Patientenversorgung unbekannten Qualifikationsstufe der

[150] Doppler und Lauterburg 2014, S. 354

Pflege bedeutet eine große Veränderung für alle Beteiligten. Dies betrifft neben den etablierten Kompetenzstufen des Pflegedienstes auch alle weiteren Berufsgruppen. Jeder der Beteiligten blickt aus seiner eigenen Perspektive auf die geplante Veränderung und stellt sich die Frage, was diese Veränderung für die eigene Person bedeutet.

Ursachen für Widerstände lassen sich in der Regel in drei Kategorien einteilen: die Veränderungen, deren Ziele, Hintergründe und Motive werden *nicht verstanden*, *nicht geglaubt* oder die Betroffenen haben *negative Erwartungen* an die Veränderung.[151]

„Nichtbeachten von Widerständen führt zu Blockaden!"[152]

Widerstände sind zu erwarten und sollten identifiziert und bearbeitet werden. So unterschiedlich die Gründe für Widerstände sind, so sollte man auch auf diese reagieren. Die beiden erstgenannten Gründe können sehr gut in der Vorbereitungsphase und Einführung bearbeitet werden. Informationen können über verschiedene Wege an die Betroffenen weitergegeben werden. Dies kann über die üblichen Kommunikationswege wie Abteilungs- und Leitungssitzungen geschehen, unternehmenseigene Kommunikationsplattformen (Mitarbeiterzeitschrift etc.) können genutzt werden, es können Informationsveranstaltungen geplant und durchgeführt werden, in denen das Konzept, die Aufgaben und Kompetenzen aber auch die Gesichter zu der neuen Funktion vorgestellt werden.

Letztgenannter Grund für Widerstand, die negativen Einstellungen, lassen sich schwieriger ausräumen. Diese sind oft getriggert durch Emotionen wie Angst, Befürchtungen zu Verlust an Anerkennung oder Macht oder auch Bedenken zu Veränderten Prozessen in der täglichen Arbeit, die nicht alleine durch sachliche Informationen und Aufklärungen aus der Welt geschafft werden können.[153]

„Die Ursachen für Widerstand liegen im emotionalen Bereich!"[154]

---

[151] vgl. Doppler und Lauterburg 2014, S. 355

[152] Doppler und Lauterburg 2014, S. 363

[153] vgl. Doppler und Lauterburg 2014, S. 355 - 256

[154] Doppler und Lauterburg 2014, S. 363

Widerstand zeigt sich nicht immer offen und konkret. Auch durch Befragungen zu den Erwartungen können diese negativen Emotionen nicht immer gefasst werden, da Gefühle und vage Befürchtungen oft schlecht erklärbar sind oder eine natürliche Hemmschwelle besteht, über Ängste zu reden. Umso wichtiger ist es, auf Symptome des Widerstands zu achten. Diese können aktiv aber auch passiv sein. Aktiver Widerstand gleicht einem Angriff und zeigt sich verbal durch Widerspruch oder Nonverbal durch Aufregung. Aber auch der passive Widerstand in Form einer Flucht ist möglich. Verbal durch Bagatellisieren, ins Lächerliche ziehen oder das Debattieren von Unwichtigem und Nonverbal durch Unaufmerksamkeit, Fernbleiben und innere Emigration. [155]

„Mit dem Widerstand, nicht gegen ihn gehen“[156]

Die Reaktion auf Widerstand ist oftmals, diesen als Ärger wahrzunehmen und mit Ungeduld und persönlicher Betroffenheit zu reagieren. Man versucht, den Widerstand mit weiteren Informationen und Erklärungen aus der Welt zu schaffen. Durch Informationen werden jedoch keine negativen Einstellungen verändert. Es bedarf eines ehrlichen Austauschs, ein Ernstnehmen der Situation, der persönlichen Meinungen. Hierfür eignen sich Einzelgespräche oder Gespräche in kleinen Gruppen.[157] Doppler empfiehlt

> „Druck wegnehmen (dem Widerstand Raum geben), Antennen ausfahren (in Dialog treten, Ursachen erforschen), gemeinsame Absprachen.“[158]

6.2 Die Netzwerkstruktur im Pflegedienst – Herausforderung Rollenidentifikation der Pflegeexperten

Organisatorisch sind die Pflegeexperten der Fachabteilung Pflegeentwicklung und Qualitätsmanagement zugeordnet, jedoch im Rahmen ihrer Aufgabenerfüllung Teile weiterer Teams. In der Literatur wird diese Form der Organisationsgestaltung als Netzwerkstruktur beschrieben, die sich durch ih-

---

[155] vgl. Doppler und Lauterburg 2014, S. 355 - 357
[156] Doppler und Lauterburg 2014, S. 364
[157] vgl. Doppler und Lauterburg 2014, S. 358
[158] Doppler und Lauterburg 2014, S. 364

re multipel überlappende Organisationsstruktur auszeichnet.[159] Die Netzwerkstruktur des Pflegedienstes im Gesundheitszentrum Glantal ist in Abbildung 11: Netzwerkstruktur Pflegedienst dargestellt. In der Abbildung ist zu erkennen, dass die Pflegeexperten als sogenannte „Linking-Pins“[160] Teil zweier Gruppen, also sowohl in der Abteilung Pflegeentwicklung und Qualitätsmanagement, aber auch auf den Stationen verortet sind.

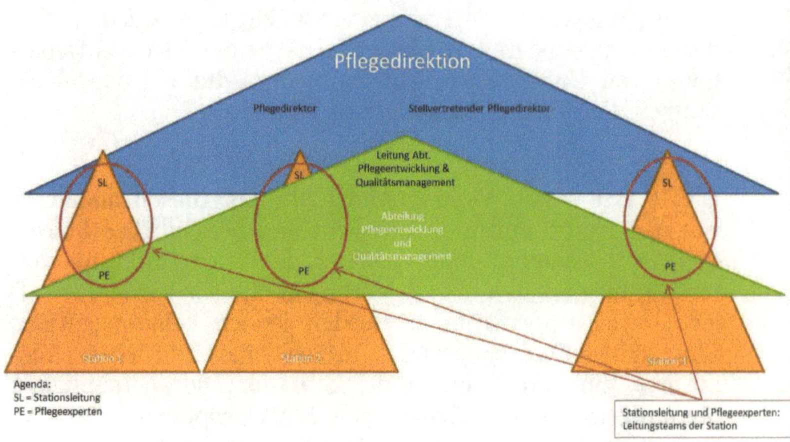

Abbildung 11: Netzwerkstruktur Pflegedienst

Den Großteil ihrer Arbeitszeit verbringen die Pflegeexperten im Stationsalltag. Nach erfolgreicher Implementierung und Akzeptanz im Stationsteam ist eine Identifikation der Pflegeexperten mit der Station zu erwarten. Um jedoch eine Betriebsblindheit für den eigenen Arbeitsbereich zu vermeiden und die Pflegeexperten in ihrer Aufgabe der (Weiter-) Entwicklung der Pflege zu fördern, darf die Rollen- und Teamidentifikation und Teamentwicklung der Pflegeexpertenkommission nicht vernachlässigt werden. Erschwert wird diese Teamentwicklung durch die begrenzte Überschneidung der Arbeitszeiten, Arbeits- und Aufgabenbereichen sowie fehlenden informellen Begegnungen.

159 vgl. Schreyögg 2006, S. 255 ff.
160 Schreyögg 2006, S. 261

Zentrale Aufgabe der Abteilungsleitung ist es, die Rahmenbedingungen für echte Teamarbeit zu schaffen. Hierzu gehört es, Teamziele zu formulieren, Teamaufgaben zu stellen, die für die Teammitglieder motivierend, vielfältig und herausfordernd sind. Im Rahmen dieser Teamaufgaben ist es wichtig, dass alle Mitglieder einen bedeutenden Beitrag leisten, der auch identifizierbar und evaluierbar ist. Der Rahmen sollte kreatives Arbeiten, innovative Ideen und auch einen Lernprozess zulassen. Die Zielerreichung muss evaluiert und reflektiert, Erfolge und Innovation belohnt und gefeiert werden. Durch diese Maßnahmen wird die Teamidentität gesteigert.[161] Um übergreifende Ziele der Organisation, die Implementierung der entwickelten Lösungen, nicht aus dem Blick zu verlieren, muss die „Zusammenarbeit über Teamgrenzen hinaus geschaffen werden“[162]. Dies ist durch die Netzwerkstruktur gegeben.

[161] vgl. van Dick und West 2013, S. 72 - 75
[162] van Dick und West 2013, S. 75

7 Methodenkritik

Umgehend nach der Entscheidung, auf Hochschulniveau ausgebildete Pflegefachkräfte in die Pflegepraxis des Gesundheitszentrums Glantal zu implementieren, erfolgten die Stellenausschreibungen. Innerhalb kürzester Zeit konnten drei Pflegeexperten angeworben werden. Aufgrund des Zeitfaktors wurde sich auf die Konzeptualisierung konzentriert, so dass Vorarbeiten vernachlässigt wurden. Eine notwendige Vorarbeit wäre eine eindeutige Tätigkeitsanalyse der bereits vorhandenen Kompetenzstufen gewesen, um aussagekräftige Daten der durchgeführten Primär-, Sekundär- und Tertiärtätigkeiten zu erhalten und im Rahmen der Konzeptualisierung gegebenenfalls eine Anpassung vorzunehmen. Hinsichtlich der noch durchzuführenden Evaluierung hätte eine Ersterhebung vor dem Einsatz der Pflegeexperten wertvolle Daten geliefert. Im Besonderen qualitative Daten, zum Beispiel zur Einstellung der schulisch ausgebildeten Pflegekräfte zu einer evidenzbasierten Pflege oder den Erwartungen an die Pflegeexperten, könnten zur Überprüfung der Zielerreichung beitragen.

Die gewählte Methode der Konzeptklärung erwies sich als sinnvoll. Die Gegenüberstellung der einzelnen Kategorien ließen Unterschiede, aber auch eine fehlende Differenzierung erkennen, welche bei der Profilbildung im vorliegenden Modell beachtet werden konnten. Eine methodische Schwäche lässt sich in der Literaturrecherche erkennen. Die auf deutschsprachige und englische Literatur limitierte Literaturrecherche schien zu Beginn der Arbeit ausreichend. Im Laufe des Prozesses stellte sich bei der Recherche zu Praxismodellen im internationalen Vergleich ein Trend zum niederländischen Gesundheitssystem heraus. Die Analyse der niederländischen Umsetzung von Advanced Nursing Practice wurde durch diese Einschränkung und der Sprachbarriere begrenzt. Allgemein gestaltete sich die Recherche zu Praxismodellen beschwerlich. In vielen Kliniken, national und international, gibt es Bestrebungen akademisches Pflegepersonal einzustellen. Die Öffentlichkeitsarbeit fehlt an vielen Stellen entsprechend und auch die Internetseiten der Kliniken geben wenig Auskunft. Ganz deutlich zeigt sich dies bei der Implementierung von Bachelorabsolventen, zu denen neben den Aussagen der VPU wenig über den Verbleib berichtet wird. Einzelne Projekte werden in Fachzeitschriften angekündigt, weiterführende Berichte und Belege fehlen augenblicklich. Zufallsfunde, zum Beispiel Stellenausschreibungen, weisen ebenfalls auf die vermehrten Bestrebungen zur Implementierung akademischer Pflegekräfte in der Praxis hin. Zur Ermittlung der Praxismodelle hätte eine alternative Methode gegebenenfalls zu weitreichenderen Ergebnissen geführt.

8 Resümee und Ausblick

Im deutschen Gesundheitswesen ist der planvolle Einsatz von akademisch ausgebildeten Pflegekräften in der direkten Patientenversorgung weiterhin eine Ausnahme. Insbesondere bei der Umsetzung von Advanced Nursing Practice, einer erweiterten Pflegepraxis, ist quantitativ und auch qualitativ viel Entwicklungspotential. In zwei deutschen Kliniken wird zum Stand der Fertigstellung des Konzeptes im Januar 2017 ANP umgesetzt. In beiden Kliniken besteht die erweiterte Pflegepraxis aus einer spezialisierten Pflege, die originär pflegerische Aufgaben wie Beratung und Schulung, evidenzbasierte Pflege und Praxisentwicklung durch eine Befähigung der Mitarbeiter im Rahmen von APN-Teams beinhaltet. Eine sinnvolle Ausweitung der Aufgabenbereiche nach den Empfehlungen des Sachverständigenrates und der Richtlinie des gemeinsamen Bundesausschusses, wie bereits in Kapitel 4.4 beschrieben, steht noch aus. Als Vorbild kann hier die Niederlande genommen werden, dessen Pflegeprofession sich in den vergangenen Jahren zu einem eigenverantwortlichen und umfassenden Gesundheitsdienstleister entwickelt hat.

Im Gesundheitszentrum Glantal wurden die Grundlagen geschaffen. Pflegeexperten auf Bachelor- und Masterniveau wurden implementiert. Die Positionen Pflegeexperten und Pflegeexperte APN zuvor definiert. Pflegeexperten, Absolventen mit Bachelorabschluss sind in Stationsteams integriert und übernehmen die Verantwortung für die Umsetzung einer evidenzbasierten Pflege. Pflegeexperten APN, Pflegefachkräfte auf Masterniveau sind ebenfalls in der direkten Patientenversorgung tätig, agieren jedoch stationsübergreifend und legen den Rahmen der evidenzbasierten Pflege fest. Mit Hilfe des CANMEDS-Framework als Bezugsrahmen wurde eine Rollenbeschreibung vorgenommen. In diesen werden die Ähnlichkeiten der beiden Stellen, wie die gleichen Ziele, aber auch die Unterschiede in den Aufgaben und Ansprüchen deutlich. Die Rollen der akademischen Pflegekräfte sind vielfältig. Sie sind Experten auf ihrem Gebiet, Kommunikator, Teammitglied, Leiter, Fürsprecher, Forscher und professionell Handelnde. Pflegeexperten beider Niveaus arbeiten mit Pflegenden verschiedener Qualifikationen zusammen. Hierfür müssen die Arbeits- und Zuständigkeitsbereiche klar angegrenzt werden. Mit dem Revised ICN Competency Framework wurde ein Rahmen gefunden, der den gesamten Umfang der Pflege abbildet. Unterteilt in die Bereiche Professionelle Haltung, pflegerische Handlungskompetenz und Qualitätsentwicklung wird jede Kompetenzstufe, vom Laien bis zur akademischen Pflegekraft, aufgezeigt.

Nach Abschluss der Konzepterstellung zum Jahresbeginn 2017 beträgt die Quote an akademischem Pflegepersonal in der direkten Patientenversorgung 3%, welche zum 01. Februar 2017 durch den Eintritt von weiteren Pflegeexperten auf gut 5% gesteigert wird.

Momentan liegt die Hauptaufgabe der Pflegeexperten bei der Praxisentwicklung. Im Bereich der neurologischen Frührehabilitation wird die Fallsteuerung übernommen. Eine Spezialisierung einzelner Pflegeexperten zu fachübergreifenden Themen wie Ernährung, Schmerz- oder Wundmanagement ist in Zukunft nicht auszuschließen. Im gesamten System ist Bewegung. Auch aus ärztlicher Sicht werden zaghafte Ideen geäußert, in welchen Bereichen Pflegeexperten APN unterstützend tätig werden könnten. Gegenwärtig arbeiten die Pflegeexperten APN generalistisch, sind lediglich einem Fachbereich zugeordnet. Mit Blick auf die Strukturen im Gesundheitszentrum und der geringen Größe macht eine Spezialisierung auf Erkrankungen, wie sie in größeren Kliniken anzutreffen ist, keinen Sinn. Lediglich im Bereich der Neurologie, dem Schwerpunkt des Gesundheitszentrums, sind aktuell Spezialisierungen absehbar. Diese sind nur dann sinnvoll, wenn den Pflegeexperten APN auch mit entsprechenden Befugnissen ausgestattet werden. Voraussetzung ist die Substitution und Allokation, zu der ein Paradigmenwechsel notwendig ist. Nach einer Stabilisierungsphase ist eine Weiterentwicklung der Aufgabengebiete durch Anschlussprojekte angestrebt.

Durch die Erfahrungen anderer Länder zeigt sich, dass hierfür Entschlossenheit aber auch Geduld benötigt wird. Um das Ziel einer eigenverantwortlichen Betreuung verschiedener Patientengruppen zu erreichen, eignet sich die Erprobung in Modellvorhaben. Zwei Projekte sind angestrebt:

- Erweiterte Pflegepraxis mit Substitution und Allokation von Aufgaben innerhalb des stationären Settings
- Sektorenübergreifende, erweiterte Pflegepraxis mit Substitution/Allokation von Aufgaben

Bei dem Projekt innerhalb der stationären oder teilstationären Behandlung im Gesundheitszentrum dienen die bereits eingeführten Strukturen der Pflegeexperten APN die Grundlage. Hierfür ist die in der Methodenkritik bereits genannte Tätigkeitsanalyse innerhalb des Pflegedienstes Voraussetzung. Vor der Neuverteilung der Aufgaben bedarf es der Erkenntnis, welche und wie viele Sekundär-, Primär- und Tertiärtätigkeiten der Pflege von welcher Kompetenzstufe erbracht werden. Aufgaben, die sinnvollerweise neu verteilt werden, ergeben sich aus einer Analyse der Behandlungsprozesse.
Die transsektorale, erweiterte Pflegepraxis ist die Königsdisziplin im ANP. Hierfür müssen nicht nur die berufsständigen Barrieren überwunden werden, sondern zusätzlich auch die Sektorengrenzen. Ein wünschenswertes Ziel ist, ANP als erste Anlaufstelle im Gesundheitswesen zu etablieren. Im Anbetracht des Standortes des Gesundheitszentrums Glantal und dessen Auftrag der Sicherstellung der regionalen, medizinischen Versorgung, bietet sich ein Modell zur transsektoralen ANP-Versorgung in den vorhandenen Strukturen an.

Für beide Projekte ist es wichtig, alle beteiligten Berufsgruppen bei der Entwicklung mitzunehmen. Steakholder müssen identifiziert, überzeugt und mit einbezogen werden. Mit Blick auf die ANP-Merkmale des ICN (Abbildung 6) besteht ist noch Handlungsbedarf bei der Ausbildung von Pflegeexperten APN. Die Bildungswege und –inhalte müssen in den Projekten mit bearbeitet werden. Die unter Regulierungsmechanismen aufgeführten Punkte sind im Rahmen von Modellprojekten erst einmal nicht relevant. Jedoch sollte die Modellphase nur als erste Erprobung gesehen werden und bereits während der Projektphase Vorbereitungen getroffen werden, die Versorgung in die Regelversorgung zu überführen und die Regulierungen vorzunehmen.

Unabhängig von diesen Modellvorhaben sollte die Evaluation der Implementierung von Pflegeexperten im Blick behalten werden. Neben der Erlössteigerung durch den Einsatz von Pflegeexperten kann der Blick hier auf Effekte im Pflegedienst, zum Beispiel der möglichen Steigerung der Arbeitszufriedenheit Pflegender durch gezielte Praxisentwicklung oder den Erwartungen schulisch ausgebildeter Pflegekräfte und deren Erfüllung fallen.

Literaturverzeichnis

Andree, Josef (2013): Implementierung akademischer Pflegekräfte. Wie lassen sich akademische Pflegekräfte sinnvoll in der Pflegepraxis integrieren? Berlin: Logos.

Barandun Schäfer, Ursi; Hirsbrunner, Therese; Jäger, Susanne; Näf, Ernst; Römmich, Sabine; Horlacher, Kathrin (2011): Pflegeentwicklung der Solothurner Spitäler. Unterwegs zu klinisch orientierter Pflegeexpertise und Praxisentwicklung. In: *Pflege* 24 (1), S. 7–14.

Benner, Patricia; Wengenroth, Martin; Staudacher, Diana (Hg.) (2012): Stufen zur Pflegekompetenz. From novice to expert. 2. Aufl. Bern: Huber.

Bundesministerium für Bildung und Forschung; Hochschulrektorenkonferenz; Kultusministerkonferenz: Qualifikationsrahmen für Deutsche Hochschulabschlüsse. Im Zusammenwirken von Hochschulrektorenkonferenz, Kultusministerkonferenz und Bundesministerium für Bildung und Forschung erarbeitet und von der Kulturministerkonferenz am 21.04.2005 beschlossen. Online verfügbar unter http://www.kmk.org/fileadmin/Dateien/veroeffentlichungen_beschluesse/2005/2005_04_21-Qualifikationsrahmen-HS-Abschluesse.pdf, zuletzt geprüft am 03.01.2017.

Bundesministerium für Bildung und Forschung (BMBF) (Hg.) (2014): Bestandsaufnahme der Ausbildungen in den Gesundheitsfachberufen im europäischen Vergleich (GesinE). Bonn (Berufsbildungsforschung, 15). Online verfügbar unter https://www.bmbf.de/pub/Berufsbildungsforschung_Band_15.pdf, zuletzt geprüft am 23.12.2016.

DBFK (Hg.) (2013): Advanced Nursing Practice - Pflegerische Expertise für eine leistungsfähige Gesundheitsversorgung.

Online verfügbar unter https://www.dbfk.de/media/docs/download/Allgemein/Advanced-Nursing-Practice-Pflegerische-Expertise-2013-02.pdf, zuletzt geprüft am 06.06.2016.

DBFK (Hg.) (2016): Position des DBfK zum Einsatz vo primärqualifizierten Bachelor of Nursing in der Pflegepraxis. Online verfügbar unter https://www.dbfk.de/media/docs/download/DBfK-Positionen/Position-BSN-Einsatz-in-Praxis_2016-07-26final.pdf, zuletzt geprüft am 07.08.2016.

Deutsches Netzwerk ANP & APN g.e.V. (Hg.) (2011): Positionspapier Deutschland. "Die kopernikanische Wende". Unter Mitarbeit von Peter Ullmann, Katrin Thissen, Birgit Ullmann, Ruth Schwerdt, Harald Haynert, Brigitte Grissom et al. Online verfügbar unter http://www.dnapn.de/wp-content/uploads/Positionspapier-des-Deutschen-Netzwerkes-APN-und-ANP%20off.pdf, zuletzt geprüft am 06.06.2016.

Dierick-Van Daele, A.T.M (2010): The introduction of the nurse practitioner in general practice. Maastricht University, Maastricht: University Library, Universiteit Maastricht.

Dierick-Van Daele, Angelique T. M.; Spreeuwenberg, Cor; Derckx, Emmy WCC; van Leeuwen, Yvonne; Toemen, Thea; Legius, Marja et al. (2010): The value of nurse practitioners in Dutch general practices. In: *Quality in Primary Care*, S. 231–241.

Doppler, Klaus; Lauterburg, Christoph (2014): Change Management. Den Unternehmenswandel gestalten. 13. aktualisierte und erweiterte Auflage. Frankfurt am Main: Campus Verlag

DPR; DPG (Hg.) (2014): Arbeitsfelder akademisch ausgebildeter Pflegefachpersonen. Arbeitspapier des Deutschen Pflegerates (DPR) und der Deutschen Gesellschaft für Pflegewissenschaft (DGP). Online verfügbar unter https://www.fh-muenster.de/gesundheit/downloads/DPR-DGP_AG-Bachelor_konsentiert_05082014.pdf, zuletzt geprüft am 06.06.2016.

Fachhochschule Bielefeld; Deutsches Institut für angewandte Pflegeforschung (dip) e.V., Köln (2013): Anforderungs- und Qualifikationsrahmen für den Beschäftigungsbereich der Pflege und persönlichen Assistenz älterer Menschen. im Rahmen des Projektes "Erprobung des Entwurfs eines Qualifikationsrahmens für den Bereich der Pflege,

Unterstützung und Betreuung älterer Menschen". Online verfügbar unter http://www.dip.de/fileadmin/data/pdf/projekte/01Anforderungs_und_Qualifikationsrahmen_09_2013.pdf, zuletzt geprüft am 03.09.2016.

Frank, Jason R.; Snell, Linda; Sherbino, Jonathan (2015): CanMEDS 2015 Physician Competency Framework. Ottawa: Royal College of Physicians and Surgeons of Canada.

Frei, A., Massarotto, Paola; Helberg, Dorothea; Barandun Schäfer, Ursi (2012): Praxisentwicklung im Trend der Zeit. In: *PADUA* 7 (3), S. 110–115.

Funcke, Amelie; Havenith, Eva (2017): Moderations-Tools. 5. Aufl. Bonn: manager Seminare Verlags GmbH

Gaidys, Uta (2011): Qualitat braucht Kompetenz und Verantwortung - Herausforderungen und Perspektiven einer Advanced Nursing Practice fur die Gesundheitsversorgung aus pflegewissenschaftlicher Sicht. In: *Pflege* 24 (1), S. 15–20.

Garbett, Rob; McCormack, Brendan (2002): A concept analysis of practice development. In: *Nursing Times Research* 7 (2), S. 87–100.

Geithner, Luise, Arnold, Doris; Feiks, Alexandra; Helbig, Anna Katharina; Scheipers, Maike; Steuerwald, Tatjana (2016): Advanced Nursing Practice. Rahmenbedingungen in Deutschland und Literaturübersicht zu nationalen und internationalen Modellen erweiterter Pflegepraxis. Arbeits- und Forschungsbericht aus dem Projekt EB - Bildung als Exponent individueller und regionaler Entwicklung. Hochschule Kaiserslautern, Technische Universität Kaiserslautern, Hochschule Ludwigshafen.

Gemeinsamer Bundesausschuss: Richtlinie über die Festlegung ärztlicher Tätigkeiten zur Übertragung auf Berufsangehörige der Alten- und Krankenpflege zur selbständigen Ausübung von Heilkunde im Rahmen von Modellvorhaben nach § 63 Abs. 3c SGB V (Erstfassung), vom 20.10.2011. Online verfügbar unter https://www.g-ba.de/downloads/62-492-600/2011-10-20_RL-63Abs3c.pdf, zuletzt geprüft am 04.01.2017.

KrPflG, vom 1985: Gesetz über die Berufe in der Krankenpflege. Fundstelle: BGBl I S. 893.

KrPflG, vom 16.07.2003, zuletzt geändert am 18.04.2016: Gesetz über die Berufe in der Krankenpflege. Fundstelle: BGBl. I S. 1442.

Grünewald, Matthias; Hild, Thomas Christian; Jeske, Robert, Langer, Silke; Moullion, Sascha; Rausch, Ansgar; Reimers, Stefan; Strohbücker, Barbara (2015): Einsatz akademisch ausgebildeter Pflegefachpersonen in der Praxis. Hg. v. VPU NRW AG. Online verfügbar unter http://www.vpu-online.de/de/pdf/presse/2015-05-29_abschlussbericht.pdf, zuletzt aktualisiert am 29.05.2015, zuletzt geprüft am 29.11.2016.

Hamric, Ann B.; Hanson, Charlene M.; Tracy, Mary Fran; O´Grady, Eileen T. (2014): Advanced practice nursing. An integrative approach. 5th edition. St. Louis, Missouri: Elsevier/Saunders.

Höhmann, U., Panfil, E.-M., Stegmüller, K., & Krampe, E.-M. (2008): BuBI: Berufseinmündungs- und Berufsverbleibstudie Hessischer PflegewirtInnen. In: *Pflege & Gesellschaft* 13 (3), S. 215–234.

Hülsken-Giesler, Manfred; Brinker-Meyendriesch, Elfriede; Keogh, Johann; Muths, Sabine; Sieger, Margot; Stemmer, Renate et al. (2010): Kerncurriculum Pflegewissenschaft für pflegebezogene Studiengänge - eine Initiative zur Weiterentwicklung der hochschulischen Pflegebildung in Deutschland. In: *Pflege & Gesellschaft* 15 (3), S. 216–236.

Hülsken-Giesler, Manfred; Korporal, Johannes (Hg.) (2013): Fachqualifikationsrahmen Pflege für die hochschulische Bildung. Berlin: Purschke + Hensel.

Immenroth, Tobias (2011): Kompetenzverlagerungen im Umfeld der Pflegeprofession. In: *Pflegewissenschaft* (10), S. 547–553.

International Council of Nurses (2008): Nursing care continuum framework and competencies. Geneva: ICN International Council of Nurses (ICN regulation series).

Isfort, Michael; Weidner, Frank; Neuhaus, Andrea; Kraus, Sebastian; Köster, Veit-Henning; Gehlen, Danny (2010): Pflege-Thermometer 2009. Eine bundesweite Befragung von Pflegekräften zur Situation der Pflege und Patientenversorgung im Krankenhaus. Hg. v. Deutsches Institut für angewandte Pflegeforschung e.V. (dip). Köln. Online verfügbar unter www.dip.de, zuletzt geprüft am 06.06.2016.

Kälble, Karl (2013): Der Akademisierungsprozess der Pflege. eine Zwischenbilanz im Kontext aktueller Entwicklungen und Herausforderungen. In: *Bundesgesundheitsblatt, Gesundheitsforschung, Gesundheitsschutz* 56 (8), S. 1127–1134.

Koalitionsvertrag (2005): Koalitionsvertrag zwischen CDU, CSU und SPD. Gemeinsam für Deutschland – mit Mut und Menschlichkeit. Berlin.

Köpke, Sascha; Koch, Frauke; Behnke, Anja; Balzer, Katrin (2013): Einstellung Pflegender in deutschen Krankenhäusern zu einer evidenzbasierten Pflegepraxis. In: *Pflege* 26 (3), S. 163–175.

Mahrer-Imhof, Romy; Eicher, Manuela; Frauenfelder, Fritz; Oulevey Bachmann, Annie; Ulrich, Anja (2012): Expertenbericht APN. Expertengruppe Schweizerischer Verein für Pflegewissenschaft (VfP). Schweizerischer Verband für Pflegewissenschaft. Basel.

McCormack, Brendan; Manley, Kim; Garbett, Rob (Hg.) (2009): Praxisentwicklung in der Pflege. Unter Mitarbeit von A. Frei und Rebecca Spirig. 1. Aufl. Bern: Huber.

Meleis, Afaf Ibrahim; Brock, Elisabeth (1999): Pflegetheorie. Gegenstand, Entwicklung und Perspektiven des theoretischen Denkens in der Pflege. Bern: Huber.

Mendel, Simon; Feuchtinger, Johanna (2009): Aufgabengebiete klinisch tätiger Pflegeexperten in Deutschland und deren Verortung in der internationalen Advanced Nursing Practice. In: *Pflege* 22 (3), S. 208–216.

Olfert, Klaus (2008): Kompakt-Training Projektmanagement. 6. Aufl. Ludwigshafen am Rhein: Kiehl.

Panfil, Eva Maria; Sottas, Beat (2009): Woher kommen die Besten? Globaler Wettbewerb in der Ausbildung - wer bildet zukunftsfähige Health Professionals aus? Careum. Zürich.

Reichardt, Christoph; Petersen-Ewert, Corinna (2014): Duales Studium Pflege - Zielgruppe, Gründe für die Studienwahl und gesundheitsbezogene Lebensqualität zu Studienbeginn. In: *Pflege & Gesellschaft* 19 (3), S. 236–250.

Rhein-Mosel-Akademie (2016): Kursbuch Kompetenz. im Sozial- und Gesundheitswesen. Online verfügbar unter http://rhein-mosel-akademie.de/fileadmin/pageflip/2016_2/index.html#p=62, zuletzt geprüft am 15.01.2017.

Robert Bosch Stiftung (Hg.) (2011): Ausbildung für die Gesundheitsversorgung von morgen. Stuttgart: Schattauer.

Roodbol, P.: Willing o`-the-wisps, stumbling runs, toll roads and song lines: study into the structural rearrangement of tasks between nurses and physicians. Summary of doctoral dissertation. Unpublished.

Rothfuß, Thilo (2016): Überaus geschätzte Kollegen. Einsatz akademischer Pflegender in der Schweiz. In: *PflegeIntensiv* (2), S. 24–27.

Sachs, Marcel (2007): "Advanced Nursing Practice"-Trends: Implikationen für die deutsche Pflege. Ein Literaturüberblick mit Beispielen aus den USA, Großbritannien und den Niederlanden. In: *Pflege & Gesellschaft* 12 (2), S. 101–117.

Sachverständigenrat zur Begutachtung der Entwicklung im Gesundheitswesen (2007): Kooperation und Verantwortung - Voraussetzungen einer zielorientierten Gesundheitsversorgung. Bonn.

Sachverständigenrat zur Begutachtung der Entwicklung im Gesundheitswesen (2014): Bedarfsgerechte Versorgung - Perspektiven für ländliche Regionen und ausgewählte Leistungsbereiche.

Schaeffer, Doris (1998): Pflegewissenschaft in Deutschland. Zum Entwicklungsstand einer neuen wissenschaftlichen Disziplin. Hg. v. Institut für Pflegewissenschaft an der Universität Bielefeld (IPW). Bielefeld. Online verfügbar unter https://www.uni-bielefeld.de/gesundhw/ag6/downloads/ipw-101.pdf, zuletzt geprüft am 05.01.2017.

Schäfer, Willemijn; Kroneman, Madelon; Boerma, Wienke; van den Berg, Michael; Westert, Gert; Devillé, Walter; van Ginneken, Ewout (2010): Health Systems in Transition. The Netherlands: Health System Review. 12. Aufl. (1). Online verfügbar unter http://www.euro.who.int/__data/assets/pdf_file/0008/85391/E93667.pdf, zuletzt geprüft am 02.01.2017.

Schäfer-Keller, Petra (2012): Nurse led Care: Die Pflege gewinnt an Bedeutung. In: *Competence* (4), S. 14–15.

Schober, Madrean; Affara, Fadwa (2008): Advanced Nursing Practice (ANP). 1. Aufl. Bern: Huber.

Schüler, Gerhard; Klaes, L.; Rommel, A. (2013): Zukünftiger Qualifikationsbedarf in der Pflege - Ergebnisse und Konsequenzen aus dem BMBF-Forschungsnetz FreQueNz. In:

Bundesgesundheitsblatt, Gesundheitsforschung, Gesundheitsschutz 56 (8), S. 1135–1144.

Schreyögg, Georg (2006): Organisation. Grundlagen moderner Organisationsgestaltung. 4. Aufl. Gabler: Wiesbaden.

Schwerdt, Ruth (2015): Advanced Practice Nursing (APN) und Advanced Nursing Practice (ANP) in Deutschland: Formen und Entwicklungsperspektiven. In: *Advanced Practice Nurses Magazin*, S. 28–30.

Spirig, Rebecca; Geest, Sabina de (2004): "Advanced Nursing Practice" lohnt sich! In: *Pflege* 17 (4), S. 233–236.

Staehle, Wolfgang H. (1999): Management. Eine verhaltenswissenschaftliche Perspektive. 8. Auflage. München: Verlag Franz Vahlen.

Stemmer, Renate; Dorschner, Stephan (2007): Positionspapier der Deutschen Gesellschaft für Pflegewissenschaft zu ausgewählten Aspekten der Umstrukturierung von pflegebezogenen Studiengängen zu Bachelor- und Masterstudienangeboten aus pflegewissenschaftlicher Sicht. In: *Pflege & Gesellschaft* 12 (2), S. 160–164.

ter Maten-Speksnijder, A.; Grypdonck, M.; Pool, A.; Meurs, P.; van Staa, A. L. (2014): A literature review of the Dutch debate on the nurse practitioner role. Efficiency vs. professional development. In: *International Nursing Review* 61 (1), S. 44–54.

Turris, Sheila A.; Smith, Sue; Gillrie, Clay (2005): Nurse practitioners in the ED. A rebuttal. In: *Canadian Journal of Emergency Medicine* 7 (03), S. 147–148.

Ullmann, Peter; Schwendimann, René; Keinath, Elke; Eder, Karin; Henry, Morag; Thissen, Kathrin et al. (2015): Visionen und Realitäten in der Entwicklung von APN & ANP. In: *Advanced Practice Nurses Magazin*, S. 8–23.

Ullmann, Peter; Ullmann, Birgit (2015): Definition und Implementierung von APN, ANP und APN´s für den deutschsprachigen Raum. In: *Advanced Practice Nurses Magazin*, S. 24–27.

Ullmann-Bremi, Andrea; Schluer, Anna-Barbara; Finkbeiner, Gabriela; Huber, Yvonne (2011): Wie ein ANP-Team laufen lernt - Herausforderungen und Chancen von ANP-Teams am Universitätskinderspital Zürich. In: *Pflege* 24 (1), S. 21–28.

Ulrich, Anja; Hellstern, Peter; Kressig, Reto W.; Eze, Germaine; Spirig, Rebecca (2010): Advanced Nursing Practice (ANP) im direkten Pflegealltag: Die pflegerische Praxisentwicklung eines akutgeriatrischen ANP-Teams. In: *Pflege* 23 (6), S. 403–410.

Van Dick, Rolf; West, Michael A. (2013): Teamwork, Teamdiagnose, Teamentwicklung, 2. überarbeitete und erweiterte Auflage. Hogrefe: Göttingen

V&VN VS (Hg.) (2015): The Nurse Practitioner in the Netherlands. Factsheed. Online verfügbar unter http://venvnvs.nl/wp-content/uploads/sites/164/2015/08/2015-10-30-Factsheet-Nurse-Practitioner-Netherlands-2015.pdf, zuletzt geprüft am 02.01.2017.

Verband der Pflegedirektorinnen und Pflegedirektoren der Universitätskliniken und Medizinischen Hochschulen Deutschlands (2016): Implementierung von Pflegefachpersonen mit Bachelorabschluss im Krankenhaus. Berlin: Verband der Pflegedirektorinnen und Pflegedirektoren der Universitätskliniken und Medizinischen Hochschulen Deutschlands.

Wissenschaftsrat (Hg.) (2012): Empfehlungen zu hochschulischen Qualifikationen für das Gesundheitswesen. Online verfügbar unter http://www.wissenschaftsrat.de/download/archiv/2411-12.pdf, zuletzt geprüft am 06.06.2016.

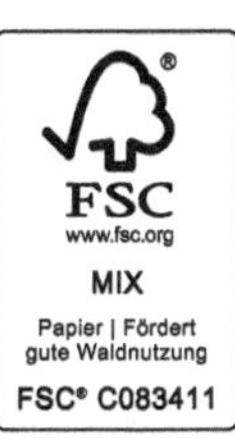

Zeitfracht Medien GmbH
Ferdinand-Jühlke-Straße 7
99095 Erfurt, Deutschland
produktsicherheit@kolibri360.de